Diagnostiquée Crohn

Jeanne Deumier
Avec la participation d'Olivia Karam

Diagnostiquée Crohn

témoignage

Flammarion

ISBN : 978-2-0814-1696-3

La vie, ce n'est pas d'attendre que les orages passent,
c'est d'apprendre comment danser sous la pluie.

SÉNÈQUE

Avertissement

Ce livre est un témoignage sur la façon dont la maladie de Crohn a bouleversé ma vie et comment, poussée par une intime conviction, j'ai décidé d'emprunter un autre chemin que celui qu'on a voulu m'imposer.

Néanmoins, il n'est en aucun cas un appel à abandonner une structure médicale et des professionnels compétents. Aujourd'hui guérie, je reste suivie par mon gastro-entérologue qui me prescrit régulièrement des coloscopies et fibroscopies de contrôle. Je suis également surveillée tous les trois mois par des prises de sang complètes afin de vérifier que je ne présente aucune carence. Enfin, il m'arrive encore de rendre visite à mon médecin généraliste, même si je reconnais ne plus tellement en ressentir le besoin depuis que j'ai adopté un nouveau mode de vie.

Je ne suis ni médecin ni nutritionniste, mais je peux vous apporter une chose : mon expérience. Il est temps de sortir de mon silence et de vous raconter comment j'ai sauvé ma peau.

Je souhaite de tout cœur que mon histoire vous donne l'envie d'essayer et que vous puissiez enfin retrouver un équilibre de vie serein et heureux.

Introduction

Voilà maintenant cinq ans que j'ai changé drastiquement de mode d'alimentation après avoir remis en question l'ensemble de mes habitudes. Mais il m'aura fallu attendre d'être en mauvaise santé pour que je commence (égoïstement ?) à me poser des questions sur les coulisses de l'industrie agroalimentaire. C'est le « choc » engendré par la lecture de l'étiquette inscrite sur ma crème à la vanille qui a éveillé en moi un début de remise en question.

Que mettait-on vraiment dans nos assiettes ? N'y avait-il pas un lien évident entre ce que je mangeais et les symptômes qui suivaient ? Si la maladie touchait mon tube digestif, ce pourrait-il que les aliments que je choisissais aient une responsabilité dans la dégradation de celui-ci ? En d'autres termes, n'étais-je pas tout simplement en train de m'empoisonner ?

J'ai commencé par mettre un peu mon nez dans l'univers le plus dérangeant : l'industrie de la viande.

Me revendiquant pourtant grande amie des animaux, j'avais préféré fermer les yeux jusque-là en restant dans l'ignorance. Comme tous ceux qui différencient la viande qui se trouve dans leur assiette de l'animal qui gambade dans la nature et qui choisissent de ne pas savoir ce qui peut se produire avant la mise en rayon.

Ce sont surtout deux ouvrages qui m'ont ouvert les yeux en m'apportant de nombreuses informations : *Changez d'alimentation*, du professeur Henri Joyeux, et *L'Alimentation ou la troisième médecine*, du docteur Jean Seignalet[1].

Ces livres m'ont confrontée à l'horreur bien réelle des abattoirs : cochons, vaches, volailles… J'ai voulu tout savoir. Je me suis même forcée à regarder des vidéos qui me provoquaient des haut-le-cœur et m'arrachaient des larmes. Honteuse, j'ai repensé à la manière dont j'avais jusque-là toujours glorifié la rapidité des circuits de distribution de l'industrie agro-alimentaire.

Bien sûr, ma maladie n'est pas seulement liée à mon ancien mode de vie, à la malbouffe, à une consommation excessive de tabac et d'alcool. J'avais une fragilité et un terrain propice avec un gène pathologique. Le facteur génétique est d'ailleurs mis en évidence dans la maladie de

1. Tous deux parus aux Éditions du Rocher.

Crohn bien loin devant les facteurs environnementaux, ce que j'ai du mal à admettre, mais passons (il est quand même intéressant de noter que les maladies inflammatoires chroniques de l'intestin, dites MICI, sont nettement plus présentes dans les pays occidentaux).

Mais pourquoi moi et pas un autre ? Des copains qui continuent à tenir ce rythme de mon « ancienne vie » sans soucis particuliers, j'en ai plein. Et vous en connaissez tous des dix-huit-trente ans qui fument, boivent, mangent mal quotidiennement sans être touchés par une maladie particulière. De là à dire qu'ils sont en bonne santé, je n'irai pas jusque-là…

Nous ne sommes pas tous égaux face à la maladie. Je pense à mon père, fumeur depuis trente ans, qui est récemment ressorti de chez le pneumologue avec des « poumons de bébé »… Et les quinquagénaires sportifs et non-fumeurs ne sont pourtant pas à l'abri d'un infarctus en pleine course.

Si certains paramètres nous échappent encore, j'ai développé un sentiment très puissant au fil des années qui consiste à penser que nous pouvons devenir acteurs de notre guérison, que nous avons véritablement en nous des pouvoirs d'autoguérison.

Crohn ne doit pas nous condamner. Ma nouvelle philosophie de vie me pousse à le croire et mon expérience m'a prouvé que nous pouvons modifier notre patrimoine génétique en changeant notre manière de vivre.

Cela vous paraît sans doute fou mais la vérité, c'est que j'ai gagné une guerre par la voie la plus simple du monde, grâce à du bon sens et à des ressources intérieures que j'avais toujours ignorées. Avec de la volonté et des convictions, des changements inespérés peuvent s'opérer. Rien n'est joué d'avance.

DE L'INSOUCIANCE À LA SOUFFRANCE

Les années d'encrassement

Enfant des années 1990, élevée par des parents nés au début des années 1960, nous étions une famille de gros consommateurs : acheter et consommer, surtout de la nourriture, c'était moderne et joyeux. Avecma mère, nous partions faire des pleins géants dans des enseignes de grande distribution toutes les deux à trois semaines. Et pour moi, c'était comme aller à Disneyland. Je ne ratais jamais une occasion de remplir des chariots entiers de produits alimentaires inutiles. J'adorais cette abondance, l'idée que l'on puisse avoir le choix parmi des milliers de produits. Mais ce qui est fou, surtout, c'est le rapport qu'avaient induit entre nous les marques alimentaires, cette confiance aveugle que nous leur accordions à la seule vue de leur packaging léché et alléchant, de leurs accroches marketing et de leur belle image cent fois rabâchée pendant la pub.

Le *storytelling* marchait parfaitement avec nous. Les termes « extra-frais », « tradition », « authentique » ou « fermier » suffisaient amplement à nous convaincre. Oui, si une grande marque de charcuterie disait que son jambon était le meilleur, alors il était le meilleur. En outre, c'était le plus cher, donc c'était forcément le meilleur. Bref, la marque, c'était l'assurance d'avoir du goût, de la qualité. Une valeur sûre.

Je n'ai pas le souvenir d'avoir vu maman retourner une seule fois l'un des produits qu'elle empilait dans son Caddie pour en lire l'étiquette… Mais nous n'étions pas les seules.

Dans notre panier, il y avait du fromage « frais et gourmand », et toutes ces spécialités industrielles, sous plastique, censés nous apporter du bon calcium pour nos os. On a d'ailleurs tous été marqués (ma génération, mais sans doute aussi les deux précédentes) par le fameux slogan : « Les produits laitiers sont nos amis pour la vie. » J'y reviendrai plus tard. Gnocchis, rillettes, glaces, pizzas, surgelés… notre chariot regorgeait de produits stars des grandes marques de l'industrie alimentaire, arborant des emballages multicolores agrémentés de gens et d'animaux heureux, bien sûr. Que du bon, que du positif. Des vaches qui sourient, de grands espaces pour que les bêtes puissent brouter, picorer ou pondre en liberté. Et j'y croyais.

C'est assez terrifiant. Ou aberrant. Je ne sais pas trop. Ce qui est fait est fait et je ne peux hélas revenir en arrière. Je crois que le plus absurde de nos comportements était cette méfiance que nous accordions aux marques des distributeurs, ce que j'appelais les « sous-marques » : la crème dessert au chocolat estampillée du logo de la grande surface ne nous inspirait pas confiance, mais nous saisissions sans hésiter un pack de seize crèmes dessert de marque… Absurde.

Toutes ces belles histoires vendues à mes parents dans les années 1970-1980 ont parfaitement fonctionné car c'est en ne souhaitant sincèrement que le meilleur pour leurs enfants qu'ils ont suivi à la lettre les « recommandations » de ces grandes marques. Paradoxalement, ma mère achetait ses fruits et légumes chaque semaine chez le maraîcher, et elle se fournissait également en viande et en poisson de qualité hors du circuit industriel. Nos habitudes alimentaires familiales possédaient donc quelques éléments positifs ! Une sorte de grand écart permanent entre les céréales au miel industrielles ou le lait de vache demi-écrémé et la soupe maison, la carotte sous toutes ses formes, les épinards, les betteraves et autres légumes que l'on trouve rasoir lorsque l'on est enfant. Moi aussi, j'ai tiré la tronche devant mon assiette de chou-fleur !

Pour les fruits et les légumes d'ailleurs, on respectait à peu près les saisons mais on était peu regardant sur leur origine. Nos tomates étaient énormes et pleines d'eau, mais cuisinées avec de la mozzarella d'une fameuse marque italienne (tout va bien donc), de l'huile d'olive et plein de sel. On en oubliait presque qu'elles n'avaient aucun goût. Je réalise d'ailleurs en écrivant ces mots que c'est sûrement pour cela que je salais tant mes plats à l'époque…

Autre paradoxe, j'avais interdiction de boire des sodas à table, mais il y en avait toujours une bouteille au réfrigérateur, notamment pour les jours de fête. En fait, nous passions notre temps à mélanger les produits bruts et naturels avec des plats tout faits, selon le temps que ma mère avait à accorder à la préparation des déjeuners, le tout-fait étant simplement une option plus rapide et (tellement moderne !) de déguster de bons petits plats.

En grandissant, la situation s'est dégradée. J'ai commencé à me tourner vers une nourriture de plus en plus artificielle et transformée. Indépendance oblige, personne n'était plus là pour surveiller ce que je mettais dans mon assiette. De seize à dix-huit ans, je n'ai quasiment plus consommé que de la nourriture en boîte, en barquette, en sachet, etc. Les fruits et légumes, je ne les retrouvais que le week-end, à l'occasion de déjeuners de famille avec de bons produits. Pendant la semaine, au lycée, c'était plutôt panini et sandwich que lentilles vertes et cabillaud. Que les adolescents qui consomment bio, frais, cuit vapeur et naturel me fassent signe, car moi je n'en connaissais pas. Mais j'avais peut-être de très mauvaises fréquentations.

Avec mes amis (ils étaient très nombreux à l'époque), nous mangions mal. Mais ça nous était complètement égal. Nous recherchions le plaisir et la satisfaction quasi instantanée que la malbouffe nous apportait au quotidien. Le rythme des cours nous laissait de toute façon peu de temps pour jouer au chef cuistot, et une heure pour déjeuner ne nous permettait pas de rentrer chez nous. Direction le *fast-food*, la supérette pour un sandwich triangle, le kebab du quartier ou, carrément haut de gamme, une chaîne internationale de boulangeries. Et là, c'était presque toujours le même menu : sandwich au thon, panini trois fromages, barquette toute faite de carottes râpées en sauce, canette de soda et un paquet de biscuits au chocolat fourrés à la crème à partager tous ensemble. Après les cours, en fin de journée, nous reprenions bien volontiers un soda. Je n'ai pas le souvenir d'avoir bu beaucoup d'eau durant mes années lycée. C'est même assez effrayant quand j'y repense. Je buvais beaucoup, certes, du jus, du thé glacé ou des eaux aromatisées. Mais très peu d'eau.

On était jeunes, beaux et libres, et bouffer des sandwichs et boire des sodas c'était une façon de le revendiquer, je crois. Enfin, nous avions tous la chance d'être en bonne santé et de déborder d'énergie. Sauf qu'à 14 heures, quand les cours reprennaient, la moitié de la salle dormait sur les tables jusqu'à 16 heures. C'est normal, c'était les hormones, l'adolescence, tout ça tout ça... Le fameux coup de barre auquel on ne peut échapper après le déjeuner. Bizarrement, ce coup de barre a disparu lorsque j'ai changé mon alimentation. Surtout quand j'ai arrêté le sucre et le pain blanc. Mais il est encore un peu tôt pour en parler ici.

Nous sommes en 2010. Je grandis et je découvre la joie des apéros. Là, c'est une farandole de saloperies. Au programme, bâtonnets de surimis au crabe (j'ai appris plus tard qu'il n'y a pas de crabe dans les bâtonnets mais juste un « goût crabe »), chips au bacon (même chose), tarama rose fluo, etc. Rien que d'y penser, j'ai mal au cœur ! Et pour arroser tout ça, on a trouvé mieux encore que les sodas, le mauvais vin et les alcools bon marché que nous achetions faute de moyens. « Qu'importe le flacon pourvu qu'on ait l'ivresse », telle était notre devise. L'insouciance de ma jeunesse me poussait toujours à profiter au maximum, et souvent dans les excès, de ces années d'or que nous n'allions vivre qu'une seule fois. Nous pouvions faire des bêtises comme bon nous semblait : nous avions dix-huit ans et à dix-huit ans, on est invincibles.

D'un naturel joyeux et très sociable, je croque la vie à pleines dents et le seul mot d'ordre qui compte c'est la légèreté. Je me souviens qu'à cette époque le téléphone n'arrête pas de sonner, la maison est pleine d'amis chaque week-end et l'agenda de mes sorties rempli du lundi au vendredi. Je me sens en forme, très heureuse et très entourée. Je ne veux pas perdre une miette de la vie : toujours la dernière couchée, je ne suis jamais fatiguée. Je ne me crois pas du tout fragile et je ne manque jamais à l'appel dès qu'il s'agit de sortir… Je suis tout sauf raisonnable.

Tout allait très bien, j'en étais sincèrement convaincue. Rien ne pouvait présager l'orage à venir.

Souffrance et changement de vie

J'ai longtemps tenu ce rythme sans ressentir le besoin d'y changer quoi que ce soit. Mais peu à peu, j'ai commencé à ne plus me sentir si bien. Je ne saurais dire si le mal est venu d'un coup ou tout doucement, avec des signaux annonciateurs que j'ai refusé de voir. Un peu comme lorsque l'on tombe amoureux : on a l'impression que ça arrive comme une claque, tout d'un coup, alors qu'il y a toujours quelques signes avant-coureurs. Ma peau avait bien essayé de me parler depuis pas mal de temps, mais je n'avais jamais fait le lien, pensant à de simples désordres cutanés d'adolescente. Je ressentais aussi des douleurs articulaires, que j'imaginais bénignes, et que je croyais dues à une fatigue passagère ou à un manque de magnésium.

J'ai pourtant le souvenir très net du jour où ma vie a pris une tournure moins légère, attablée à la terrasse d'un café avec une bande de copines. Nous venions d'obtenir les résultats du bac que nous avions toutes obtenu sans trop de difficultés. Cacahuètes, chips et verres de rosé jonchaient la table. Un moment de bonheur comme je les aimais. Rien ne pouvait entacher notre victoire. C'était sans compter la maladie qui, encore tapie silencieusement, s'apprêtait à se dévoiler…

Plusieurs verres de rosé et une poignée de biscuits apéro m'ont rapidement écœurée. Une forte nausée s'est emparée de moi et il m'a fallu descendre vomir aux toilettes. En toute discrétion : inutile d'alarmer tout le monde, ce n'était qu'un peu d'excès d'alcool, sans doute. Et je suis remontée comme si de rien n'était pour continuer avec mes amies cette soirée festive.

Les jours et les semaines qui ont suivi, j'avais de plus en plus de mal à digérer ce que je mangeais. J'avais des nausées en permanence. J'ai passé tout l'été comme ça. Sans comprendre ce qui m'arrivait. Je pensais souffrir d'une gastro un peu vicieuse, pas vraiment violente mais toujours présente. Je me suis mise à pratiquer dangereusement l'automédication pour continuer de vivre le plus normalement possible : Motilium® et Smecta® étaient devenus mes meilleurs amis. En déplacement chez des copains, ils logeaient dans ma trousse de toilette et m'étaient devenus indispensables.

Mon quotidien était invariablement le même : gargouillements, écœurements, douleurs abdominales, transit accéléré, vomissements… J'en venais même à être dégoûtée de la nourriture et finissais par refuser de passer à table. Cela devenait un vrai calvaire. Quelle tristesse ! Moi qui étais si gourmande, incapable de sauter le moindre repas.

Depuis plusieurs mois déjà, la maladie faisait son chemin en douce dans mon organisme. Je multipliais les problèmes cutanés chroniques et insoignables malgré de nombreuses tentatives de traitements dermatologiques. Les trois principaux étaient une dermite séborrhéique (inflammation chronique de la peau qui touche principalement le cuir chevelu et le visage), une perlèche récidivante (mycose de la commissure des lèvres) et des plaques d'eczéma sur les poignets et les mains. Ajoutez à cela une peau atopique jamais rassasiée de crème hydratante, et des ongles et des cheveux cassants et fragiles. Des petits tracas plutôt bénins, certes, mais qui empoisonnaient mon quotidien de jeune fille.

J'ai consulté près d'une dizaine de dermatologues et dépensé des centaines d'euros en pharmacies et parapharmacies… pour rien. Les médecins me donnaient surtout des crèmes à la cortisone (du Diprosone®) : dès qu'il s'agit d'inflammation, ils adorent prescrire de la cortisone ! À part m'avoir affiné la peau et l'avoir rendue dépendante, inutile de vous dire que tous ces produits n'ont jamais soigné aucun de mes maux. Au mieux, cela masquait le mal pendant quelques semaines de façon superficielle.

Mais les problèmes de peau, les douleurs articulaires, la perte de poids (et d'appétit), les maux de ventre et les nausées n'étaient pas les symptômes les plus difficiles. Ce qui devenait vraiment compliqué, c'était cette fatigue constante, omniprésente. Je me réveillais fatiguée, je me couchais fatiguée. Il m'arrivait de dormir quatorze heures par nuit et de me lever toujours aussi fatiguée.

Autour de moi, on commençait à s'interroger. « Mais pourquoi t'es toujours crevée comme ça ? » Impossible de répondre à cette question. Je ne comprenais pas non plus. Et je sentais bien que ça commençait à énerver mon entourage. Car Crohn est vicieux, ses symptômes ne se voient pas et il nous fait passer pour des menteurs, des êtres fragiles qui somatisent en permanence.

Le 9 septembre 2011, je me souviens m'être traînée dans un centre médical pour faire des analyses de sang. Je dois être carencée en quelque chose. Sûrement un manque de magnésium. Ou la mononucléose, peut-être. Avec du recul, je me demande comment je n'ai pas pu tout de suite me rendre compte de l'évidence. Le poison était là, devant moi. Je continuais à le boire et à le manger.

L'après-midi même, le laboratoire me rappelait. Apparemment il y avait urgence : mes résultats révélaient de grosses carences, une CRP élevée[1], une forte anémie et beaucoup de sang dans les selles. « Il ne faut pas traîner, mademoiselle, prenez rendez-vous avec un gastro-entérologue au plus vite. »

Le lundi suivant, me voilà donc à l'hôpital. La coloscopie[2] apparaît comme l'examen le plus judicieux pour trouver des réponses. Allons-y pour la coloscopie.

Quand le résultat tombe, c'est un coup de massue. « C'est bien ce que je pensais, me dit le médecin, c'est une maladie de Crohn, une maladie inflammatoire chronique qui affecte tout ton appareil digestif. Plus ça touche jeune, plus ça risque de progresser vite. On va te mettre sous corticoïdes immédiatement. »

---

1. Le dosage sanguin de la CRP est l'un des plus régulièrement utilisés pour confirmer l'existence d'une inflammation. Un taux élevé de CRP peut indiquer la présence d'une banale infection ou d'autres pathologies plus sévères.

2. Cet examen permet d'explorer la paroi du côlon à l'aide d'une fibre optique introduite par l'anus à la recherche d'anomalies.

Crohn, une maladie qui fait peur

Je n'avais jamais entendu parler de cette maladie avant d'être diagnostiquée (j'ai d'ailleurs mis plus de six mois à la découvrir vraiment et plus longtemps encore à en comprendre les effets). Je considérais Crohn comme une maladie rare, or plus de 200 000 personnes en souffriraient en France.

Décrite pour la première fois en 1932 par Burrill B. Crohn, un médecin américain, elle est définie comme une maladie inflammatoire qui peut atteindre n'importe quel segment du tube digestif (bouche et anus compris). Les « crises » dont souffrent les patients sont en fait des poussées d'intensité variable tant au niveau des douleurs qu'au niveau de la fréquence avec des phases dites de « rémission ». J'ai toujours comparé celles-ci à des plaques inflammatoires d'eczéma qui vont et viennent sans jamais guérir. C'est d'ailleurs en faisant ce genre de parallèles que j'ai fini par me poser de sérieuses questions.

Ces anciennes lésions, ces plaques inflammatoires qui tapissaient mon intestin, pour les décrire à ceux qui m'interrogent et à qui je préfère éviter les haut-le-cœur que pourraient déclencher les photos de mes biopsies, je les compare à des coupures ou des brûlures un peu sérieuses que l'on peut se faire sur la peau. Et c'est d'ailleurs ce qu'on peut lire sur les forums Internet : « Les lésions des parois de l'intestin au cours de la maladie de Crohn sont comparables à l'empreinte d'un objet métallique brûlant sur la paroi intestinale. » Inutile de vous préciser, alors, que c'est douloureux.

La maladie de Crohn atteint n'importe quel segment du tube digestif, mais plus particulièrement l'intestin grêle terminal (iléon) et le côlon. Elle peut prendre une forme particulièrement sévère quand elle s'étend simultanément sur plusieurs segments du tube digestif. Et si les lésions restent en surface pour la majorité d'entre elles, comme ce fut le cas pour moi, d'autres, plus agressives, peuvent atteindre la paroi intestinale en profondeur et entraîner abcès et fistules[1].

1. Les fistules sont des lésions, sous forme de tunnels, qui relient deux segments de l'intestin ou l'intestin avec un organe voisin (vessie, vagin, peau), créant des communications anormales qui peuvent avoir des conséquences graves.

Mon tube digestif, quand j'ai été diagnostiquée, était touché sur deux segments : au niveau du côlon et sur la partie terminale de l'intestin grêle[1] (on parle d'une atteinte iléo-colique), ce qui ne présageait rien de bon pour la suite, surtout à l'âge que j'avais : mieux vaut être diagnostiqué en phase débutante, car plus la maladie se développe et s'étend, plus cela devient compliqué d'arrêter le processus de destruction qu'elle met en place. Crohn est une maladie grave dont j'ai longtemps eu très peur. Car outre l'affaiblissement et les souffrances qu'elle entraîne, le pire c'est de ne pas comprendre ce qui vous arrive exactement. On vous parle de facteurs multiples, d'une maladie qui vous suivra tout au long de votre vie. Les médecins parlent d'ailleurs de « rémission », jamais de « guérison », ajoutant que les symptômes peuvent revenir à tout moment, sans prévenir. Rassurant.

Mais j'ai finalement compris que j'étais beaucoup plus forte qu'elle. Car ce qui est capital en ce

---

Lorsqu'elles se situent dans la région péri-anale, les fistules peuvent provoquer des écoulements de selles en dehors de l'anus.

1. De 18 à 30 % des patients développent une forme iléale pure (intestin grêle terminal), de 20 à 48 % une forme colique pure (côlon), de 12 à 44 % une atteinte iléo-colique et de 6 à 20 % une forme touchant le tube digestif à n'importe quel endroit en amont du dernier mètre de l'intestin grêle.

qui concerne la maladie, et c'est ce qui m'a incitée à faire des recherches, c'est que notre propre système immunitaire étant à l'origine de ce désordre (on parle de maladie auto-immune), on possède en nous les clés de la guérison !

À l'heure où j'écris ces lignes, quand je tape « origine Crohn » sur Google, voilà ce que je peux lire : « L'origine de la maladie est encore inconnue. Toutefois les recherches récentes permettent de mieux comprendre les mécanismes en cause. La maladie de Crohn n'est pas une maladie *héréditaire* au sens propre du terme mais il existe un facteur génétique de prédisposition, en particulier lié au gène Nod2. Des anomalies de ce gène sont observées chez 20 % des malades. Toutefois plusieurs dizaines d'autres gènes sont impliqués sans que cela n'explique l'apparition de la maladie. Il existe d'autre part des anomalies du système immunitaire expliquant l'importance et surtout la pérennisation de l'inflammation intestinale, mais on ne sait pas encore quels facteurs déclenchent cette réaction immunitaire. Le rôle d'un facteur alimentaire a été également évoqué mais jamais confirmé. La discussion reste ouverte quant au rôle d'un agent infectieux, viral ou bactérien, mais la maladie de Crohn n'est pas une maladie contagieuse. Nous savons aujourd'hui que le rôle du microbiote (plus connu sous le nom de flore intestinale) est clé, des recherches vont dans ce sens[1]. »

En outre, un récent article du *Figaro*[2] donne un excellent aperçu de cette maladie inflammatoire de l'intestin : « La maladie de Crohn, [...] est un véritable cataclysme intestinal. En France, plus de 82 000 personnes souffrent de façon cyclique de douleurs abdominales, de diarrhées à répétition (entre quatre et vingt par jour), d'une perte d'appétit et d'une grande fatigue engendrées par cette maladie. Alors que, pour l'heure, aucun traitement ne permet la guérison. [...] À l'origine, la maladie de Crohn est due à une réaction aberrante du système immunitaire à l'encontre du microbiote intestinal [...] plus connu sous le terme de “flore intestinale” [...]. Chez les malades, cet affolement du système immunitaire conduit à une inflammation et à un stress oxydatif, ainsi qu'à l'élimination de certaines espèces bactériennes indispensables au bon fonctionnement de notre organisme [...]. Mais une bactérie est capable de passer à travers les mailles du filet. Profitant de cette hécatombe de la

---

1. Source : site officiel de l'association François Aupetit (AFA), unique organisation à se consacrer exclusivement au soutien aux malades et à la recherche sur les MICI depuis 1982.

2. « Maladie de Crohn : les promesses du microbiote », Cécile Thibert, *Le Figaro*, 19 mai 2017.

flore intestinale, [...] *Escherichia coli*[1] développe un facteur de virulence lui permettant de se cramponner à la paroi intestinale et d'y activer une tempête de molécules de l'inflammation. C'est ainsi que plus de 80 % des malades en phase active de la maladie présentent une quantité d'*Escherichia coli* bien supérieure à la normale [qui] induit un déséquilibre et une inflammation encore plus importante. »

J'ai eu la chance de m'entretenir avec le professeur Laurent Degos[2] au sujet des nouvelles recherches sur notre microbiote et de notre alimentation. Selon lui, « dès les premières tétées, notre microbiote est colonisé par les bactéries du lait maternel. Ensuite, la prise fréquente d'antibiotiques, qui modifient la flore intestinale et l'appauvrissent sans en changer la composition, ajoutée à

1. *Escherichia coli* (*E. coli*) est une bactérie naturellement présente dans notre tube digestif, qui nous protège même de certaines infections.

2. Membre de l'Académie nationale de médecine et président fondateur de la HAS (la Haute Autorité de santé), Laurent Degos est professeur émérite de l'université Paris-Diderot et médecin à l'hôpital Saint-Louis. Son parcours pluridisciplinaire l'a amené à exercer des responsabilités dans le soin, l'enseignement, la recherche et l'administration. Il est l'auteur de nombreux ouvrages scientifiques et grand public.

une alimentation mal adaptée pour l'organisme, font le lit des MICI. Nous savons aujourd'hui qu'il existe un rapport très net entre les microbes qui vivent dans notre intestin et les maladies inflammatoires : rappelons que notre ventre contient dix fois plus de cellules bactériennes que l'ensemble de notre corps. C'est comme si dix êtres vivaient à l'intérieur de celui-ci ! L'intestin intéresse donc de plus en plus les chercheurs, même si la médecine, sur le sujet, en est encore à ses balbutiements.

La bonne nouvelle, c'est que le rôle des bactéries dans l'intestin, leurs relations avec les inflammations, tout comme les facteurs qui ont un rôle clé dans ce genre de pathologies – l'alimentation, notamment – sont aujourd'hui identifiés et bien compris. En revanche, nous ne savons pas encore comment manipuler ce microbiote… Si des pistes de recherches sont déjà en cours et que nous sommes enfin dans une logique qui ne cherche plus simplement à atténuer les effets de l'inflammation mais à trouver la racine de cette inflammation qui fait tant de mal, le grand défi du futur sera de trouver comment modifier le microbiote d'un patient atteint d'une maladie comme Crohn. »

Mais nous sommes encore bien loin d'obtenir toutes les réponses à nos questions…

Une souffrance qui éloigne des autres

J'ai vécu la plupart des déjeuners en famille ou entre amis allongée, seule, dans ma chambre, roulée en boule sur mon lit. Impossible de manger, impossible de bouger, impossible de dormir. Juste attendre. Que les crampes, les nausées et les sueurs froides cessent. J'ai passé des soirées entières et des jours sans fin couchée sur le côté, à attendre que le mal s'estompe, que ces douleurs (comparables à des crampes menstruelles ou des brûlures d'estomac) me laissent enfin quelques heures de répit. Enfermée dans ma chambre à écouter les rires derrière la porte, depuis la cuisine ou le salon, j'étais toujours punie malgré moi. Privée d'entrée, privée de plat, de vin, de fromage et de dessert. Privée de moments festifs. Privée de ma vie d'avant.

Et quand je me laissais aller à un petit écart, à un dîner arrosé ou un peu trop gras, passé 22 heures, je voyais bien que je n'étais pas logée à la même enseigne que les autres et que la maladie me rattrapait. Mon ventre commençait par me brûler un peu, comme pour me donner un aperçu de ce qui m'attendait. Alors je serrais les dents et me forçais à ne pas y prêter attention. Au petit matin, j'étais systématiquement réveillée par des nausées continues. Je pouvais vomir de 10 heures à 19 heures, sans interruption. Souvent de la bile d'ailleurs. Je ne sais combien j'ai compté de milliers de carreaux au sol et de rayures aux rideaux. Me répétant inlassablement : « Ça va aller, ça va aller. » Les trois premières années de ma maladie, les lendemains de fête, je pouvais vomir vingt, trente, quarante fois de suite.

Je crois que beaucoup pensaient que je restais dans ma chambre par flemme. Bonne excuse pour ne pas mettre le couvert ou ne pas dire bonjour… faire le bébé. Sauf que ceux qui me connaissent bien savent que je serais prête à dresser deux cents couverts pour seulement pouvoir passer à table.

À tous ceux qui se sont demandé pourquoi j'annulais tant de déjeuners, de dîners ou de soirées sans grande explication, parce que c'est fatigant de répéter les mêmes choses et de savoir qu'on ne va pas être comprise, voilà la vérité sur l'affaire de ma disparition soudaine. Cela n'a pas été facile de renoncer à passer de bons moments, mais je ne pouvais pas faire autrement. Je n'ai pas revu certains copains pendant de nombreuses années et très peu d'entre eux ont pu à nouveau franchir la porte d'entrée de mon appartement passé l'annonce de la maladie.

D'ailleurs, on me voyait rarement m'en plaindre ou m'énerver. Des journées entières sans bouger sinon pour vomir : je suis étonnée de constater aujourd'hui à quel point je vivais tout cela avec patience et sérénité. Comme si je savais déjà, alors, que ces si longues heures perdues ne seraient qu'une période à passer.

Pourtant, j'étais en colère. Je peux désormais l'avouer. Énervée, je l'étais tellement ! À bout de nerfs, épuisée, irritable, anxieuse… J'en voulais à mes amis d'aller si bien alors que j'allais mal. J'étais jalouse de leur insouciance, de leur liberté. J'en voulais à la terre entière.

Tout était devenu si compliqué. L'aventure et la spontanéité des options qui ne m'étaient plus permises. Impossible d'avoir des projets, d'organiser quinze jours de voyage : j'avais trop peu de forces pour la montagne, peur des pays exotiques (inutile de vous faire un dessin), quant à partager une salle de bains à plusieurs… cela relevait de la terreur. Parce que vomir sur le carrelage quand on n'a pas su refuser le verre de trop, c'est plutôt « cool », mais vomir huit heures d'affilée parce qu'on a une maladie rare, c'est glauque et ça effraie tout le monde. Et puis, beaucoup s'étaient déjà lassés autour de moi. C'est vrai que « je ne pouvais jamais venir », que « je n'étais jamais dispo » et surtout que « je ne voulais jamais rien faire »... S'ils avaient su ! C'était si dur à entendre et pourtant je n'avais aucun argument pour me défendre.

Sous la pression sociale, je finissais par suivre mes amis, mais j'avais sans cesse peur d'un dérapage, d'une réflexion de travers et des copains toujours de bons conseils : « Tu n'es pas obligée de boire, non plus ! » En général, ce sont ceux qui restent attablés le plus tard, un verre de whisky à la main, fumant cigarette sur cigarette et engloutissant des paquets de chips qui font les plus beaux sermons. « Tiens, c'est fou, je n'y avais pas pensé plus tôt. » Un soir, un peu énervée, j'ai arraché la cigarette, le verre et l'assiette de charcuterie d'un de mes amis, et je lui ai dit : « Vas-y maintenant, amuse-toi bien. » Il est revenu une demi-heure plus tard, l'air penaud, me supplier de lui rendre ses affaires. « C'est bon Jeanne, j'ai compris, ça m'a l'air bien relou ton truc. » J'ai pensé que le terme « relou » était un peu faible pour expliquer l'abîme dans lequel je me trouvais, mais je me suis contentée de hocher la tête et de tourner les talons pour oublier cet épisode au plus vite.

Les premiers étés que j'ai passés avec mes amis ont été catastrophiques. À dix-neuf ou vingt ans, on n'est pas encore complètement sorti de l'adolescence. À moins d'être un grand sportif ou de mener des études qui demandent une organisation quasi militaire, on suit pendant l'année un rythme quotidien plutôt chaotique et aberrant – en tout cas, très loin de celui que j'étais obligée de suivre –, mais pendant les vacances, c'est carrément n'importe quoi !

Levés entre midi et 15 heures, il n'y a évidemment rien pour le petit déjeuner, hormis quelques sucreries, des croissants sous plastique du supermarché et des restes de rosé de la veille… Impossible d'avaler quoi que ce soit si je ne veux pas démarrer lamentablement la journée. Quand on approche de l'heure du déjeuner, direction le resto d'à côté, un boui-boui crado où je n'ai pas d'autre choix que de manger enfin quelque chose. C'est ça ou les serviettes en papier… tant pis pour les brûlures d'estomac. Le soir, c'est reparti pour un apéro, on dînera n'importe quoi au hasard plus tard – si on n'a pas oublié de passer à table pendant la fête. De toute façon, boire, c'est plus important que manger. Au mieux, la soirée se terminera à 4 heures du matin avec un kebab…

En apparence, je fais semblant que tout va bien et je prends mon mal en patience. Ne suis-je pas censée passer les meilleurs moments de ma vie ? La vérité, c'est que c'est l'enfer. Ma tête rêve d'en profiter mais mon corps n'est plus d'accord avec rien.

L'expression « souffrir en silence » prend tout son sens à cette période de ma vie. Je vais régulièrement me coucher en douce, sans prévenir, ce qui ne passe pas du tout auprès de ceux qui ne me connaissent pas. Du coup, les commentaires fusent derrière mon dos, des phrases assassines et des regards qui en disent long. Clairement, si tu refuses une pétanque et surtout un bon pastis c'est que tu es une mauvaise personne.

Dans ces conditions idylliques, je préfère ne plus partir en vacances avec des amis. Surtout que j'en reviens systématiquement blanche comme un linge alors que mes copines rentrent pimpantes et bronzées, quand je ne ramène pas, en cadeau surprise, une nouvelle infection.

Pendant l'année universitaire, ce n'est guère plus réjouissant. La vie étudiante ne promet que rencontres et plaisirs. Chaque soir, il y a une soirée, une sortie, un spectacle ou un concert : je décline chaque proposition. Devant l'école, où j'entame ma première année, tous les étudiants se retrouvent sur le trottoir avec une cigarette : sur une promo de cent trente élèves, je suis la seule à ne pas fumer. Je peux vous dire que cela n'aide pas à « sociabiliser ». Je me sens désarmée face à tout ce joyeux monde.

Alors que tous ne pensent qu'à s'amuser, je me bats pour trouver des solutions avant que Crohn ne grignote, ne dévore, tout mon tube digestif. Je suis en décalage complet. La maladie, je ne peux pas leur en parler. Le dialogue est impossible. Je ne suis pas en fauteuil roulant, je n'ai pas un bras en moins, ma plainte n'est pas crédible. D'autant que je ne comprends moi-même rien à cette maladie. Quand on me pose des questions, je ne sais jamais vraiment quoi répondre. Si je vais rester comme ça toute ma vie ou si des médicaments vont pouvoir me soigner, si c'est héréditaire ou contagieux… Je n'en sais rien, au fond. Et je suis seule. Désespérément seule.

Et puis j'ai peur, souvent. Peur du cancer qui guette, peur de la mort. Oui, la mort. Je repense aux malades que j'ai croisés le jour où on m'a diagnostiquée, aux récits effroyables de gamins de mon âge avec des sondes dans le nez, nourris artificiellement. Certains en sont déjà à leur troisième année de lycée ou d'école interrompue. Je suis pourtant encore bien loin de leurs souffrances, mais je ne peux m'empêcher d'envisager le pire. J'ai peur des hôpitaux, du handicap, de la maladie. Peur de la maigreur, de la faiblesse et de la dépendance. J'ai des gens à voir, des rencontres à faire, des soirées à organiser… Pourquoi devrais-je accepter de changer tout ça ? De réfléchir différemment ? Je suis immature et égoïste, certes, mais je n'ai que dix-huit ans. Qui peut me le reprocher ?

L'échec des traitements

Je me souviendrai toute ma vie de mon premier échange avec le médecin qui m'a annoncé ma maladie. C'est la raison pour laquelle j'ai voulu écrire ce livre des années plus tard. « Du coup, il y a un rapport avec ce que je mange ? » lui avais-je demandé. Sa réponse : « Non, tu peux continuer à manger comme tu le souhaites. Pendant la poussée, je préconise un régime sans fibres, le plus digeste possible, mais ensuite, quand tu iras mieux, mange comme d'habitude. »

Je suis donc repartie avec une prescription de corticoïdes. C'est le premier traitement d'attaque proposé pour la maladie de Crohn. J'étais contente, sereine même. La cortisone, en apparence, c'est vraiment super : en une semaine, on n'a plus rien. Et ça tombe bien, car vu la dose administrée, j'ai vite compris que le revers de la médaille se ferait sentir rapidement. Mais ça, les médecins s'en foutent. Avoir le visage et l'ensemble de la peau du corps abîmé, ce ne sont pas des choses graves. Juste une question d'esthétisme.

Bien sûr, le plus important c'est de guérir, et je le comprends très bien. Mais quand même, j'ai dix-neuf ans et aucune envie d'être défigurée. Après quelques semaines seulement de traitement, mon visage triple de volume et un duvet foncé apparaît sur tout mon corps. Je ne suis pas ravie mais je ne vais pas commencer à faire la capricieuse pour quelques effets indésirables. Je vais vite guérir, c'est sûr. D'ailleurs, je trouve les effets du traitement miraculeux.

La cortisone fait taire tous les symptômes de la maladie en une semaine. À cette vitesse, on peut parler d'effet magique. Les doses administrées sont très importantes, mais je ne m'en rends pas compte ; voyant surtout arriver la fin des ennuis, je suis satisfaite. Je suis totalement *speed*, très agitée, mais ravie de ne plus souffrir de la fatigue. Même mon appétit s'améliore et remonte en flèche ; je suis dans un état d'excitation psychique étonnant.

La médecine moderne occidentale est formidable, elle propose des traitements de choc pour chaque pathologie, elle a réponse à tout : je crie victoire sans hésiter !

De 50 mg de cortisone (la dose de départ), je passe donc à 30, c'est le protocole. Tout va bien, mon état continue à se stabiliser, alors on continue ce qui était prévu, c'est-à-dire baisser encore les doses jusqu'à l'arrêt complet du traitement.

Pourtant, quand je suis passée à 15 mg, les ennuis ont recommencé. La magie n'était donc pas si magique. Alors on est rentré dans un cercle un peu spécial, augmentant les doses à tâtons jusqu'à stagner à chaque fois à 20 mg, le niveau où le médicament restait actif sans trop d'effets secondaires selon les médecins.

Quand je relis aujourd'hui la liste des effets secondaires du Cortancyl®, je me dis que j'étais prévenue… « Modifications de l'apparence et de la peau : prise de poids, arrondissement du visage et apparition d'un bourrelet de graisse au niveau de la nuque » : j'avais les trois ! Il est aussi question de « déminéralisation osseuse », or j'ai déjà des douleurs articulaires très importantes, mais je ne m'en inquiète pas plus que ça. Je n'étais pas en train de faire reculer la maladie, seulement en train de gagner du temps sans aller au fond des choses.

Entre 2010 et 2012 (mes deux années de traitement), j'étais dans l'ignorance complète. J'appris plus tard que les corticoïdes réduisent l'activité du système immunitaire et augmentent le risque d'infection. Encore des détails que j'aurais aimé connaître dès le départ, mais il n'y avait aucun dialogue entre les médecins et moi. Difficile, à dix-huit ans, de se retrouver confrontée à cet univers médical effrayant et d'une froideur inouïe. Je méprisais ce milieu hospitalier qui se trouvait à l'opposé de ma vision de la vie, de ma jeunesse et de mon côté rêveur.

Le premier traitement se solde donc par un échec : nous décidons, avec ma mère, de changer d'hôpital, et de médecin. Injustement, je l'avoue, parce qu'il m'était difficile de continuer ce chemin accompagnée de celui qui m'avait annoncé ma maladie. Je me tourne vers une femme, dans l'attente de plus de douceur et d'empathie.

C'est donc avec un nouveau gastro-entérologue que nous changeons de traitement, confiants. On passe à l'Imurel®, un immunosuppresseur qui a pour but de « freiner l'immunité trop excessive dans les maladies inflammatoires chroniques intestinales (MICI) ». Un traitement qui permettrait donc de ralentir l'évolution de la maladie et de réussir là où les corticoïdes ont échoué. On m'explique que c'est un procédé beaucoup plus lent que la corticothérapie et qu'il doit donc s'étendre sur plusieurs années si celui-ci est bien toléré… pour ma part, ce sera raté. Je n'aimais pas l'idée d'un traitement à long terme, mais je n'avais pas vraiment mon mot à dire.

Je me souviens de ce que m'ont dit les médecins. Mes globules blancs allaient baisser (peut-être même mes plaquettes et mes globules rouges), l'idée étant en quelque sorte de soigner le mal par le mal et surtout de détruire son origine. L'Imurel® détruit un certain type de globules blancs qu'on pense être à l'origine des ulcères et qui s'attaqueraient aux intestins… En définitive, les immunosuppresseurs affaiblissent toutes vos défenses immunitaires ; ils vous rendent plus vulnérables que vous ne l'êtes déjà. J'ai d'ailleurs souffert d'une grippe carabinée suivie d'une gastro en moins de trois semaines, consécutivement à la prise de ce traitement. Déjà pas mal amaigrie par la maladie, je commençais sérieusement à manquer de force et à perdre patience. Qu'à cela ne tienne, à cette époque j'étais encore pleine d'espoir quant aux protocoles mis en place pour me soigner !

Pourtant, la suite fut moins drôle. Je tolérais très mal ce médicament qui me provoquait des nausées épouvantables et m'obligeait régulièrement à quitter mes cours (j'étais alors en première année d'école de communication) afin de ne pas vomir en plein milieu de la salle. Pour éviter ces maux de cœur incessants, j'allais au distributeur me prendre un Coca dès 9 h 30 chaque matin… Je n'avais pas trouvé mieux pour me soulager. Et j'ai tenu trois mois comme ça. Je me disais que mon corps avait besoin d'un temps d'adaptation, que ça finirait par passer.

Néanmoins, le traitement ne semblait pas avoir d'effets positifs et je souffrais toujours de carences très importantes, notamment en fer et en vitamines B12. On me « rechargeait » par intraveineuse à l'hôpital en m'expliquant que j'étais dans l'incapacité d'absorber correctement ce dont mon corps avait besoin. L'idée d'être assistée me rendait malheureuse, mais j'acceptais sans broncher : il me fallait impérativement retrouver des forces.

Je m'estimais déjà heureuse de ne pas être nourrie artificiellement comme c'est le cas de nombreux patients violemment touchés par la maladie. Et j'en ai rencontré pas mal. J'ai vu des souffrances indescriptibles, des regards vides, des joues creusées, des corps amaigris, des « collègues » quasiment chauves, complètement dénutris et surtout paumés. Paumés, nous l'étions tous face à notre maladie. Beaucoup me parlaient des douleurs abominables, de crampes qui surgissaient sans prévenir, comme des coups de poing dans le ventre, cette impossibilité de garder plus de dix minutes un repas dans son tube digestif et la honte qui en découlait.

Chaque cas est unique et les symptômes de Crohn varient d'un patient à l'autre. Pour ma part, j'ai eu la chance de ne pas connaître ces douleurs qui semblent d'une violence inouïe. Il faut dire que mes nausées quotidiennes équilibraient bien la donne… Mais dans mon malheur, mon diagnostic ayant été posé assez rapidement, je n'ai souffert de la maladie et de ses symptômes que pendant deux ans, tandis que beaucoup d'autres en sont victimes depuis des années et souffrent encore. Je ne parle même pas de tous ceux qui ont dû subir une intervention chirurgicale. Je pense souvent à eux et j'espère que mon témoignage leur ouvrira d'autres portes et, qui sait, peut-être une guérison future.

L'Imurel® – que je ne supporte plus au sens propre comme au sens figuré –, n'a donc pas eu sur moi le succès attendu. Nous sommes fin 2012, le diagnostic de Crohn a été posé il y a pratiquement deux ans et la maladie gagne du terrain. Il faut trouver un nouveau moyen d'action pour ne pas perdre de temps car jusqu'ici aucune amélioration ne se fait sentir. Crohn fait de la résistance et moi je commence à me lasser des allers-retours à l'hôpital sans que nous obtenions de résultats.

À cette époque, je suis dans le flou, plus rien n'a de sens et je commence à perdre tout espoir de guérison. J'enchaîne passivement de nouveaux examens de contrôle qui permettront de décider de mon avenir médicamenteux. J'utilise plus ma carte Vitale que mon badge étudiant. Je ne parle jamais de mes absences en cours répétées à mes nouveaux amis ni à mes proches qui n'ont aucune idée de mon nouvel emploi du temps. Je reste évasive et distante à ce sujet, non pas parce que cela me fait souffrir mais parce que je ne suis pas impliquée dans la tournure plutôt grave que prennent les choses.

Je me rends aux nombreux rendez-vous médicaux sans conviction. Les examens approfondis ne révèlent aucune anomalie particulière au niveau de mon intestin grêle alors que les symptômes qui me rongent se multiplient… Je m'interroge sur les limites de ce type de contrôles.

J'ai beaucoup d'estime pour le docteur qui s'occupe alors de moi ; une femme d'une grande douceur qui fait preuve d'une patience inouïe face à un tempérament aussi têtu que le mien ! Elle me reçoit dans son bureau pour faire le point sur l'Imurel® et j'essaie d'y mettre du mien pendant cette consultation qui sera, sans que je ne le sache encore, la dernière.

Elle reste confiante et convaincue que le prochain protocole sera le bon. Pourtant, malgré ses paroles rassurantes et sa détermination à trouver le traitement qui fera barrière à la maladie, je sens que mes espoirs s'envolent peu à peu. Il est clair que je suis beaucoup moins motivée qu'elle. D'ailleurs, elle sent que je n'écoute que d'une oreille ses discours que j'ai de plus en plus de mal à encaisser. Sûrement parce qu'elle sait que la tête de mule que je suis n'est pas du tout prête à dépendre de qui que ce soit et, pire encore, d'injections en intraveineuse.

Avec elle, nous discutons des possibilités futures à envisager. Dans mon cas, il n'y a que deux solutions : persévérer avec l'Imurel® jusqu'à ce que je m'y fasse, ou passer à l'étape suivante, les anti-TNF. Elle tente de m'expliquer le plus simplement possible le mécanisme de ces anticorps, la différence avec les corticoïdes. C'est une décision importante, car ce traitement implique un fort engagement personnel[1]. Je hoche la tête pour laisser entendre que je coopère, mais je n'entends plus rien hormis des bribes de phrases qui me semblent adressées à quelqu'un d'autre : « Ce traitement s'étend sur du long terme, il faudra compter de nombreux mois voire plusieurs années pour juger de son efficacité. Bien entendu, il y a des

1. Les anti-TNF alpha sont des médicaments issus de la biothérapie (aussi appelés biomédicaments) qui permettent de contrôler l'inflammation régionale et donc l'évolution des pathologies inflammatoires chroniques, graves et invalidantes. Si ces médicaments ont transformé l'évolution d'affections inflammatoires ou auto-immunes sévères, ils sont coûteux, contraignants et exposent à des effets indésirables graves nombreux et parfois très sévères, en particulier un risque d'infections opportunistes dont la tuberculose.

contraintes car les injections pour le traitement se font à l'hôpital ce qui implique une hospitalisation régulière et une surveillance accrue. »

À tout cela s'ajoute un minuscule détail : le traitement n'est pas vraiment compatible avec l'exposition au soleil. Vêtements de protection, lunettes et casquette sont impératifs au moindre rayon. Là, c'en est trop. Je suis une fille de la mer, du grand air et du sable. Je ne me sens jamais mieux que sur la plage, pieds nus dans le sable, à faire des concours de bronzage avec mes copines. Dès le mois d'avril, chaque année, c'est la course à la bonne mine. J'ai déjà l'impression de subir un état de faiblesse permanent, j'aimerais qu'on me laisse un peu tranquille, qu'il me reste encore le plaisir de profiter de ce qu'il y a de plus naturel au monde. Pour moi vivre dehors l'été est indispensable, vital.

Mais comment expliquer tout ça à mon médecin ? Elle serait consternée de me voir choisir le soleil plutôt que la guérison. Je me sens ridicule de penser ça et j'ose à peine imaginer sa réaction si je lui disais que je ne veux pas accepter ce traitement pour cette raison.

Je sens les larmes monter. Elle me regarde, interloquée : « C'est ce que je viens de vous dire qui vous donne envie de pleurer ? » Oui, enfin non, c'est beaucoup plus compliqué que ça. Et j'aimerais tellement qu'elle arrête de me vouvoyer ; j'ai vingt ans, certes, mais à ce moment-là, bizarrement, je n'ai pas du tout envie qu'on me traite en adulte. J'ai envie qu'elle arrête d'être sur la réserve, qu'elle ne se positionne plus en savante, qu'elle fasse tomber les barrières qui nous séparent. Pour la première fois, j'ai envie de lui parler, de me confier. De lui dire qui je suis, ce qui s'est passé avant, ce qui se passe maintenant. Tous ces paramètres qui font ce que je suis aujourd'hui même assise en face d'elle avec un corps en décomposition.

Je ne peux plus supporter cette espèce de mensonge qui consiste à s'en tenir aux faits. Aucune de nos rencontres n'a été jusque-là honnête et profonde. Et si cela expliquait qu'on fasse du surplace depuis des mois ? Depuis le début de mes entrevues avec des médecins, on me pose les trois mêmes questions : quel âge avez-vous, combien pesez-vous et que faites-vous dans la vie ? Rien d'autre. Derrière moi, il y a des dizaines de patients qui attendent leur tour. Pas le temps de s'épancher sur les chagrins et les fêlures d'une adolescente. Il n'empêche que moi, tout d'un coup, je n'ai plus envie de faire semblant. J'aimerais qu'elle sache qui je suis parce que j'ai l'impression qu'elle ne peut pas me guérir sans me connaître. Des tas de pensées de ce genre me traversent et je ne comprends pas pourquoi je ressens ça maintenant, mais j'ai de plus en plus de mal à contenir mes émotions. Il me faut sortir de cette impasse, ce n'est pas ici que je trouverai les réponses à mes questions.

La suite dure une seconde et marquera à jamais ma vie. J'ai dit non, comme ça, d'un coup. Un non assuré, limpide et définitif. « Non pour continuer l'Imurel® ou non aux anti-TNF ? » Non pour les deux. Elle s'attendait à tout sauf à ça. « Pardon ? » me demande-t-elle. « Je ne veux pas faire ce traitement, j'arrête tout. J'ai envie d'essayer autre chose : laissez-moi six mois avec mon propre mode de fonctionnement. Si dans six mois la maladie a progressé, j'accepte de passer à un traitement plus lourd. » J'étais majeure et vaccinée, elle ne pouvait ni me retenir ni m'imposer quoi que ce soit.

À ce moment précis, je n'ai plus aucun doute sur la décision que je viens de prendre. C'est comme un électrochoc. Je me lève, la remercie, et je prends la porte le plus naturellement du monde. Ma mère n'a rien compris de ce qui vient de se passer mais ne bronche pas et me suit sans rien dire. Elle comprend que rien ne pourra me faire changer d'avis. La bonne nouvelle, c'est que j'ai bel et bien changé d'espoir mais pas celui auquel tout le monde s'attendait.

En me dirigeant vers la sortie de l'hôpital, je suis tombée nez à nez avec un distributeur de sodas, de bonbons et de barres chocolatées en tout genre. Donc, on distribue du soda et des barres chocolatées dans les services de gastro-entérologie. Cette vision a immédiatement confirmé mon mal-être grandissant, cette sensation d'être incomprise, et m'a confortée dans ma décision. Je savais que la solution était en moi, qu'aucun médecin ne m'avait posé les bonnes questions. Depuis le diagnostic, j'avais l'impression de tourner en rond, de prendre une mauvaise direction. Il était temps de me faire enfin confiance et de changer tout ça.

Ce soir-là, en rentrant chez moi, j'ai ouvert le frigo, attrapé une crème dessert au caramel, et pour la première fois j'ai regardé l'étiquette des ingrédients collée dessus. Je suis restée de longues minutes, immobile devant ce pot en plastique, à lire et relire les informations. Je ne connaissais pas les trois quarts des ingrédients qui la composaient… Il fallait que je me rende à l'évidence : je n'avais absolument aucune idée de ce que je mangeais. Impossible d'ouvrir la crème dessert. Encore moins de la manger. Et j'ai fait ça avec tout ce qu'il y avait dans le frigo : croque-monsieur, pizzas, pommes noisettes, yaourts aux fruits, jus d'orange, pain de mie, etc. Partout, des colorants, des conservateurs, du sucre, et des chiffres précédés d'un E énigmatique.

J'ai lu récemment un article sur le blog de Lucile Woodward[1], une coach fitness et nutrition que je suis depuis plusieurs années qui écrit ceci à propos de la crème dessert : « Réveillez-vous !! Est-ce que vous comprenez ce que ça représente de grignoter une crème au chocolat ? Est-ce que vous comprenez ce qu'est la crème dessert ? C'est l'évacuation des milliards de surplus de lait produits par une industrie laitière à bout de souffle et qui ne sait pas dire stop. C'est l'entretien d'une filière laitière dans laquelle les animaux sont traités de façon inhumaine, des fermes de mille vaches… On n'a aucune traçabilité de ce genre de produit. »

Son franc-parler et ses propos pleins de bon sens ont fait de Lucile Woodward l'une de mes rencontres virtuelles les plus importantes. Je ne l'en remercierai jamais assez. Jamais je n'aurais pu, sans elle, assumer mes nouveaux choix de vie. Pourtant, elle reçoit de nombreux messages haineux au sujet de ce type d'article qu'elle publie : les gens n'aiment pas qu'on touche à ce qu'ils mettent dans leur assiette, ils n'aiment pas être culpabilisés. Et critiquer leur mode de vie revient à remettre leurs valeurs en question. Et puis c'est difficile de reconnaître qu'on a pu tout faire de travers jusque-là. Se

1. www.lucilewoodward.com

tromper alors qu'on pensait bien faire. Réagir par le déni, rien de plus normal.

Pour moi, c'était clair et ma décision était prise : je devais savoir ce que je mettais dans mon assiette et souhaitais plus que tout nourrir mon corps pour le soigner. Il était temps de revoir tout depuis le début. D'arrêter les médicaments et de me tourner vers une alimentation saine, un mode de vie équilibré. Je ne savais pas dans quoi je me lançais mais j'y croyais dur comme fer.

L'INSTINCT DU CORPS

Mes adieux à l'industrie agroalimentaire

Très rapidement après avoir pris la décision radicale de changer d'alimentation, j'ai développé un sentiment de révolte envers la grande distribution et l'uniformisation des produits. Tout à coup, bien manger n'était plus un droit mais un privilège, un luxe. Quoi ? Il faudrait donc se battre pour obtenir de la qualité, du choix, du goût ? Pour mettre dans nos assiettes des produits sains ?

Je garde d'ailleurs le souvenir intact de mon premier marché, l'été qui a suivi mes bonnes résolutions. C'était à Soustons, dans le Sud-Ouest, à quelques kilomètres d'Hossegor. Je suis rentrée les bras chargés de pêches, de melons, d'abricots et autres trésors juteux. Ils embaumaient tout l'habitacle de la voiture.

J'ai eu l'impression de les redécouvrir, tant ils avaient de goût. Mais ce qui m'a le plus marquée, ce sont les tomates. J'y retrouvais le parfum de mon enfance ! Je consommais depuis si longtemps des aliments sans saveur sans en avoir conscience... Pourtant, j'en mangeais l'hiver, des tomates, et je me souviens même avoir pensé que c'était ça le progrès : pouvoir consommer tous les légumes qu'on aime tout au long de l'année. J'avais tort. À force de vouloir tout, tout de suite, on perd en qualité et dans ce cas précis en qualité gustative.

Même souvenir ému en dégustant un œuf à la coque fraîchement pondu dans une ferme voisine et acheté lui aussi au marché de Soustons. Ce qui se passe au niveau des papilles est assez indescriptible pour celui qui, comme moi, se contentait alors des boîtes d'œufs du supermarché. On y lit généralement « œufs extra-frais » et les industriels doivent préciser le mode d'élevage. Seul détail qui leur est profitable, la taille de police de ces informations n'est pas imposée. Résultat, les renseignements qui nous intéressent sont écrits en tout petit, habituellement au dos de la boîte.

Pour connaître les conditions d'élevage de la poule dont vous vous apprêtez à manger l'œuf, fiez-vous surtout au chiffre inscrit sur celui-ci. Il peut aller de 0 à 3. Le code 3 indique que les poules sont élevées en cage. Certaines vidéos circulent sur Internet sur ces modes d'élevage ; allez y faire un petit tour. Pour ma part, j'ai été vaccinée pour le restant de mes jours. Le code 2, lui, indique que les poules sont élevées au sol ou en volière. Mais elles ne connaissent ni la lumière du jour ni le plein air. Les codes 0 et 1 indiquent que celles-ci sont bel et bien élevées en plein air. Ce sont ceux que je vous encourage à consommer même s'ils ne sont pas parfaits (ils sont souvent issus de milliers de poules élevées en même temps dans un terrain vague dénaturé). Pour une question évidente d'éthique – pourquoi traiter cruellement de pauvres bêtes ? – mais surtout parce que ces poules qui sont mieux traitées sont également mieux nourries. Je doute qu'un animal stressé voire torturé puisse nous donner une nourriture de qualité. La nature vous offre le meilleur si vous la respectez. C'est du bon sens. Et c'est pareil pour l'ensemble des produits vendus en grandes surfaces.

J'en suis venue à la conclusion suivante : partez du principe qu'on essaiera toujours de vous vendre du rêve au recto des emballages, à travers de belles publicités et des superlatifs qui rivalisent d'imagination. Or, la vérité se lit sur les étiquettes. Au verso de l'emballage. Ce sont elles qu'il faut lire. C'est pénible et moins glamour, c'est écrit en pattes de mouche et ça prend un peu de temps, je sais, mais ça vaut le coup. Il est temps de savoir ce que l'on met dans notre assiette. Faites l'expérience en comparant différentes bouteilles d'huiles d'olive au rayon condiments. La promesse est toujours la même : « huile d'olive vierge extra ». En retournant la bouteille pour y trouver les ingrédients qui la composent, surprise ! Votre huile d'olive vierge extra est coupée avec des huiles issues ou non de l'Union européenne... Adieu vitamine E, si précieuse pour notre santé, promise par l'huile d'olive, la vraie.

Je pense avec effroi aux générations à venir, à mes futurs enfants et petits-enfants : quelle alimentation pourrons-nous leur offrir sur des terres de plus en plus polluées ? Le modèle de production alimentaire moderne est cancérigène et vecteur de maladies alors qu'il devrait être source de protection et de bien-être. J'en veux à tous ces géants de l'agroalimentaire de nous empoisonner sans pitié et aux médecins de ne pas ouvrir le dialogue avec leurs patients. Nous ne sommes pas qu'un côlon, un sigmoïde, une ulcération !

Maintenant que j'ai soigné seule mes maux, je veux partager mon combat et mes convictions. Peut-être vous semblent-ils mensongers ou tirés par les cheveux ? Ma vérité peut paraître effrayante mais elle est née de l'expérience concrète que j'ai menée sur mon propre corps, sur mon tube digestif. J'ai été ma propre souris de laboratoire pendant des mois et j'ai plus appris sur moi pendant cette phase de rééquilibrage que pendant toutes les années qui ont précédé.

Comme beaucoup, je contractais en moyenne une grippe et une gastro par an, plusieurs gros rhumes chaque hiver et souffrais une à deux semaines par trimestre de maux de gorge. Je savais qu'entre décembre et mars, immanquablement, j'allais me voir clouée au lit pendant presque une semaine avec un sale épisode de fièvre, de courbatures, de vomissements et de diarrhées. Cinq jours sous antibiotiques sans pouvoir bouger. Allez, c'est juste l'histoire de quelques jours, de quelques épisodes classiques et pas bien graves : je considérais ces problèmes comme tout à fait normaux, presque obligatoires. Sauf que je n'ai pas eu une seule grippe ou gastro, pas un seul petit rhume depuis bientôt quatre ans.

Aujourd'hui, je ne sais plus ce que c'est d'avoir le nez qui coule ou la gorge en feu. Je ne sais plus non plus ce que c'est que de me shooter au Dolirhume®, à l'Advil® ou au Fervex®. Je n'ai pas pris de médicaments depuis des années – en dehors d'un anti-douleur que j'ai accepté, je l'avoue, quand on m'a fait huit points de suture après que je me suis ouvert le crâne à la piscine il y a un an. Je ne mets plus un pied chez le pharmacien : l'alimentation est devenue mon meilleur allié, mon bouclier permanent. Je me sens même en bien meilleure santé aujourd'hui qu'avant les premiers symptômes de la maladie. Les plantes, les épices, les jus pressés à froid, les légumes et les fruits sont là pour éviter les baisses de régimes. Paradoxalement, je préviens la maladie avec l'alimentation tandis que les comprimés que j'avalais agissaient toujours après que le mal ne se fut installé.

Ces rhumes et ces maux de gorge qui ponctuaient mes hivers n'étaient pas des affections qui venaient directement de ma maladie. Ce ne sont pas des symptômes de Crohn. Pourtant, je sais aujourd'hui que quelle que soit l'affection dont nous souffrons, il s'agit toujours d'une inflammation (de la gorge, des bronches, de la muqueuse intestinale, etc.). Cette inflammation qui nous ronge serait-elle à l'origine de toutes nos souffrances ?

Le tabou de l'alcool

Mon symptôme prédominant, à la différence de beaucoup d'autres malades de Crohn, étaient des vomissements chroniques et répétés qui pouvaient durer jusqu'à vingt-quatre heures quand je me laissais aller à la fête. Passer ma journée la tête dans le lavabo secouée de spasmes pour cracher de la bile n'a plus de secrets pour moi… Je pouvais perdre jusqu'à deux kilos par week-end. C'était comme si j'avais développé une intolérance totale à l'absorption de boissons alcoolisées et ces nausées récurrentes restaient pour les médecins difficiles à comprendre. Sans compter que ma bouche gonflait et me démangeait. Aucun médecin n'arrivait vraiment à expliquer cette réaction quasi instantanée de rejet et j'avais du mal à être prise au sérieux quand j'évoquais ces crises spectaculaires et bien réelles.

Évidemment, au tout premier rendez-vous avec mon gastro j'ai voulu mettre le sujet de l'alcool sur le tapis, un peu honteuse pourtant d'imaginer que mes ulcérations puissent être liées à mes dérapages nocturnes... Sa réponse m'avait alors vite coupé toute envie de me confier et d'en dire plus : « Vous savez qu'à partir de quatorze verres par semaine, pour une femme, c'est de l'alcoolisme. Et puis, c'est fort la vodka pour une jeune fille comme vous. » Que pouvais-je bien répondre ? J'ai baissé la tête et regardé mes pieds. J'avais autant envie de rire que de pleurer. Comment lui avouer que je consommais de l'alcool minimum deux à trois fois par semaine de manière plus que déraisonnable ? Que j'appartenais à une génération bourrée d'addictions depuis nos quinze ou seize ans. Oui quinze ans. Caféine, alcool, tabac et autres drogues sont consommés librement et sans modération. J'avais d'ailleurs un grand principe qui collait alors parfaitement à ma personnalité : « Un verre c'est trop, vingt verres c'est pas assez. » Et si j'ai arrêté tout cela par obligation, beaucoup de mes camarades continuent ce rythme sans s'en inquiéter.

La vérité, docteur, c'est que mes amis et moi, nous commencions à la bière ou au vin dès 18 heures pour enchaîner à la vodka ou au whisky vers minuit et terminer à la bière vers 4 ou 5 heures du matin. Jusqu'à dix verres dans la nuit, voire plus. Cela vous choque, sans doute, vous pensez que j'ai un problème, que c'est rare pour une jeune fille de boire autant. Vous vous demandez aussi, bien sûr, ce que faisaient mes parents pendant ce temps-là. Ne vous méprenez pas, les ados brisent les règles et testent leurs limites. Ce n'est pas toujours une histoire d'éducation. J'invite tous les médecins à sortir le soir dans la rue, dans les bars, les soirées d'étudiants… ils seraient surpris de constater que la réalité est bien celle-ci.

Honnêtement, à une certaine période de ma vie, surtout l'été, j'ai eu l'impression de vivre avec des gens bourrés en permanence. Mais des gens bien, qui font des études, se lèvent le matin, démarrent leur carrière. Je ne sais pas pourquoi, mais les vrais moments de détente sont souvent ceux où on partage des bouteilles en terrasse. J'ai descendu des litres de mauvais vins qui me grisaient, d'abord, pour finir toujours par m'écœurer ensuite. Je pensais que c'était ça le bien-être, le plaisir. Pourtant, mes habitudes ne m'ont jamais inquiétée… C'est culturel, c'est cool, bon enfant. Je suis fière d'appartenir au cercle des gens qui sont socialement intégrés. Quand on boit, on rencontre plein de monde. J'ai le sentiment de profiter, de vivre plus intensément, de tout contrôler, même si c'est tout le contraire qui se produit.

Bien sûr, je ne veux pas faire de généralités, je ne peux pas mettre tout le monde dans le même panier ; il y a aussi des gens de mon âge qui ne sont jamais rentrés dans ce genre de quotidien. Je regrette tant de les avoir méprisés plus jeune. Mais les souvenirs que j'évoque ne sont pas sortis de mon imagination. Ce que je constate, de manière générale, c'est que ma génération boit trop, partout, tout le temps. On sort le jeudi, le vendredi, le samedi. On ne sait même plus pourquoi on boit, on ne sait même plus ce que l'on fête. J'ai d'ailleurs eu le choc de ma vie lorsque je suis retournée pour la première fois – sobre – dans l'une des boîtes de nuit que j'avais l'habitude de fréquenter. Inutile de se demander pourquoi la musique est si forte et les lumières si tamisées : rien n'est plus glauque et triste que la faune qui hante les boîtes de nuit.

Avec le recul, je me rends compte que ces comportements excessifs étaient aussi un moyen d'oublier un quotidien stressant, qui nous rappelle que nous sommes un pays en crise, que notre planète va mal, que les relations sentimentales à l'heure d'Internet et des réseaux sociaux n'ont jamais été aussi compliquées. Ma génération est angoissée, anxieuse, et l'alcool – la drogue, les anxiolytiques – est une échappatoire facile, un moyen de rendre le quotidien plus léger sans passer pour un marginal. J'ai reçu bien plus d'attaques en changeant d'alimentation qu'en picolant en terrasse. Un comble.

Et malgré ces excès d'alcool, mes analyses sanguines ne révélaient pas d'anomalies particulières au niveau du foie et de mes gamma-GT[1]. « Votre foie va très bien, mademoiselle. » J'ai dit « formidable » en pensant « mensonge ». Comment mes organes pouvaient-ils aller bien ? Comment mes résultats d'analyses pouvaient-ils être bons ? « Réjouis-toi de cette bonne nouvelle au lieu de faire la tête… » Mais l'instinct était plus fort car, en attendant, j'avais toujours aussi mal au ventre.

---

1. Le dosage sanguin des gamma-GT permet d'évaluer l'activité hépatique au cours d'un traitement ou d'un régime. L'origine la plus fréquente d'une augmentation de gamma-GT est l'alcoolisme chronique.

Premiers pas vers mon nouveau mode de vie

La première étape de mon nouveau mode de vie a été ma rencontre avec une naturopathe parisienne. Constatant que mon foie ne fonctionnait pas correctement, elle est la première personne à m'avoir recommandé de changer mon alimentation en commençant par supprimer le gluten. Je n'avais jamais entendu parler du gluten et ne savais absolument pas ce que c'était. Elle m'a fait une liste des aliments qui m'étaient désormais interdits et une autre conseillée pour les remplacer.

Je suis sortie dubitative de ce rendez-vous mais pas mal chamboulée. Au fond, une part de moi avait envie de faire de la résistance (comment me passer de pain, moi qui avais l'habitude d'en grignoter du matin au soir ?), l'autre, plus ouverte, avait vraiment envie de tenter l'aventure. Alors, j'ai entamé des recherches sur Internet, consulté des livres dédiés à l'alimentation saine, et découvert un univers que j'ignorais complètement. Nous étions en 2013, les termes *vegan* ou *gluten free* n'avaient pas encore fait leur *coming out* et manger bio ou tout simplement plus sain n'était pas aussi respecté.

Avec l'image de bonne vivante fêtarde qui me collait à la peau, difficile d'imaginer que j'allais me tourner définitivement vers un autre mode d'alimentation. Jusqu'à cette prise de conscience radicale, je n'avais pas mesuré comme les questions qui touchent l'alimentation pouvaient générer autant de tensions. Se retrouver autour d'une table, ce n'est pas seulement partager de la nourriture, c'est aussi partager des moments de vie et des sentiments : si je changeais d'alimentation, allais-je aussi changer de personnalité ?

J'en ai entendu des phrases étranges, à cette époque, entre méfiance, mépris et agressivité : « Mais du coup, tu manges que des graines ? Pourquoi tu fais ça, t'es pas grosse ? C'est hyper-chiant, non ! Ça ne te ressemble pas, on te reconnaît plus. » Sans compter que ce n'est pas franchement tendance de manger des légumes verts et de ne plus boire d'alcool…

C'est donc en cachette, ou du moins le plus discrètement possible, que je suis entrée dans ce cercle vertueux, soucieuse de ne pas m'exposer aux critiques des uns et des autres que je vivais comme des agressions. Personne ne comprenait mes soudaines envies de bio et de végétal. J'avais l'impression de souffrir d'une double peine : après la maladie, souvent incomprise car invisible, on ne me prenait à nouveau pas très au sérieux.

Mais changer d'alimentation allait remettre en cause tout mon équilibre (ou plutôt déséquilibre, si je puis dire), tout mon quotidien, et je n'en avais pas conscience. En choisissant de repartir de zéro, je n'imaginais pas l'impact que cela allait avoir sur ma famille, mes amis, mon cercle social et surtout sur moi-même. Ma mère, qui m'accompagnait à chaque consultation, avait bien compris mes intentions et respectait ma décision. Malgré sa peur de la maladie, elle m'aiderait et m'accompagnerait dans ce tournant décisif qu'elle respectait. Ma sœur a, elle aussi, suivi très vite le pli, convaincue par ma vision des choses.

Avec l'aide de la méthode de Jean Seignalet[1], j'ai donc commencé étape par étape, et non sans difficulté, ma désintoxication, en stoppant les *fast-foods*, d'abord, et toute forme de restauration rapide. Fini les plats préparés et les gâteaux industriels. Il me fallait aussi tourner le dos aux supermarchés et aux produits industriels, choisir l'alimentation la plus brute possible, et oublier les

---

1. Voir note p. 12.

pâtisseries et boulangeries ainsi que les bars à salades dont on a toujours l'impression qu'ils sont sains ! J'ai d'ailleurs remarqué que la plupart des gens pensent déjeuner équilibré dès lors qu'ils brandissent une salade sous les yeux de leurs camarades. Seul problème, la salade qu'ils viennent d'acheter sous vide au supermarché renferme souvent des légumes bourrés de pesticides et surtout une sauce industrielle gorgée de sucre et autres cochonneries. Leur salade est pleine de calories vides, tout simplement. À choisir, autant déguster un tartare-frites dans une bonne brasserie ! Moi aussi, j'en ai avalé des kilos et des kilos de taboulé, salade de concombres ou carottes râpées en barquettes de marque. Dans le genre faux ami, on n'a pas fait mieux. Mais il n'est jamais trop tard pour ouvrir les yeux.

Pour être certaine de manger des produits frais, bio et de saison, il me fallait me tourner vers un autre réseau de distribution. Je me suis donc rendue dans une épicerie biologique pour la première fois de ma vie. Complètement déroutée par ce que je découvrais dans les rayons, je me suis tournée vers un vendeur pour qu'il m'aide à faire mes courses. Vu ma tête, il a vite compris que j'étais novice et plutôt pizzas surgelées et cheeseburgers sous blister… J'ai joué la carte de l'honnêteté, lui racontant rapidement mon histoire et lui expliquant surtout que je n'avais effectivement aucune idée de ce qui m'attendait !

Première constatation : dans ce genre d'endroit, il y a beaucoup moins de choix au niveau des fruits et des légumes que dans n'importe quelle grande surface. Une réflexion bornée de fille accro aux rayons de supermarchés : « C'est bien la peine de venir dans une boutique bio spécialisée si c'est pour qu'il y ait moins de légumes et de fruits que dans un magasin classique. » Je pensais encore, évidemment, que quantité rimait avec qualité…

Le vendeur m'explique patiemment que c'est parce qu'ils ne proposent que des fruits et des légumes de saison et qu'ils essayent au maximum de privilégier des produits locaux. En gros, je ne risque pas de trouver de fruits de la Passion ici, et si je ne suis pas contente c'est que je n'ai rien compris. Je retrouve plutôt les légumes oubliés de mon enfance, ceux que ma grand-mère me cuisinait petite et que je ne mangeais plus depuis longtemps : choux, betteraves, panais, poireaux, brocolis…

Me voilà repartie avec un panier plein de couleurs. Entre-temps, le vendeur, qui suivait une formation de naturopathe, m'avait gentiment guidée vers des noix, des légumineuses, des huiles végétales et du poisson issu de la pêche responsable. Nous avons discuté longuement de la manière dont je pouvais organiser mes menus au quotidien, me donnant des conseils sur la meilleure façon d'associer tels et tels aliments, de choisir la cuisson de mes légumes (cuisson à la vapeur douce qui ne doit pas dépasser les 95 °C afin que l'aliment « transpire » mais ne perde pas ses vitamines).

Trop de nouvelles informations en même temps, il fallait que je procède par étapes. Je promis de revenir l'écouter très vite.

D'ailleurs, je vous mentirais si je vous disais que j'ai pris du plaisir tout de suite à modifier mes habitudes alimentaires et que je n'en ai pas bavé ! La vérité, c'est que c'était même affreux, au début. Affreux de me rendre compte à quel point j'étais dépendante à la *junk food*, aux produits raffinés et transformés, au gras, au sucre, aux colorants, aux conservateurs… Physiquement et psychologiquement, j'étais comme une camée qui lutte pour ne pas se faire son *shoot* d'héroïne. Extrêmement tendue et totalement focalisée sur la nourriture.

Mais j'ai tenu. Parce que quand on a souffert près de deux ans, on a envie d'aller mieux, quitte à faire des sacrifices. Je savais d'instinct qu'il fallait que je passe par là. J'en avais marre d'avoir mal, marre de ma peau qui grattait, rougissait, pelait et suintait. Marre d'être épuisée sans cesse au point de dormir debout, marre d'avoir mal au ventre à la moindre bouchée de pain.

Les premières semaines, d'ailleurs, mon état n'a fait qu'empirer : mes nausées étaient incessantes, mon transit s'accélérait encore, des boutons couvraient mon visage… Un vrai champ de bataille. Je n'ai compris que bien plus tard que mon corps était en plein nettoyage. Conscient que quelque chose de crucial se produisait, il m'envoyait des signaux de tous les côtés.

C'est à partir de ce moment-là que j'ai réalisé à quel point j'étais vivante, que j'ai compris qu'on ne peut dissocier le corps de l'esprit. Je vivais une sorte de renaissance.

« Mon ventre, si tu me lis aujourd'hui, je te demande pardon. Pardon de t'avoir maltraité toutes ces années, pardon de t'avoir empoisonné et fait souffrir. Merci de t'être rebellé ainsi. D'avoir dit stop à temps pour que nous vivions aujourd'hui en parfaite harmonie. »

L'énergie retrouvée

En seulement trois mois, je n'étais plus la même personne. Tous les symptômes de la maladie avaient disparu : plus de crampes d'estomac, plus de vomissements, plus de sang dans les selles, plus de douleurs articulaires. Et surtout, j'avais retrouvé cette énergie qui m'avait abandonnée. Elle revenait peu à peu, reprenant possession de mon corps tout entier. Je me sentais enfin forte, équilibrée, connectée.

En fait, en changeant d'alimentation, tout a changé. Je pensais guérir mes ulcères et retrouver un confort intestinal, mais je suis allée bien plus loin que je ne l'imaginais. Même ma peau s'est transformée comme par enchantement. Quelques mois seulement d'une alimentation saine et équilibrée ont gagné contre dix ans de médication. Le plus impressionnant étant la disparition de ma perlèche. Honnêtement, j'avais tout essayé. Je ne vais même pas perdre mon temps à vous lister toutes les crèmes appliquées ou les astuces débiles mises en place pour ne plus souffrir (comme éviter le citron ou les épices) pour que les plaies ne s'agrandissent pas. J'enrage rien que d'y penser ! J'enrage de ne pas avoir compris plus tôt que ma bouche n'était que la continuité de mon tube digestif… Ces petites plaies étaient les mêmes que les ulcérations dispatchées dans mon côlon.

D'un coup, comme si les pièces du puzzle s'assemblaient enfin, j'ai tout compris. Il n'y avait pas différentes maladies mais une seule et même inflammation. Les plaques d'eczéma ont disparu, ma peau s'est comme réhydratée toute seule, elle devenait plus confortable, plus lumineuse chaque jour. Et mes cheveux, n'en parlons pas. En deux ans, j'ai triplé ma matière. Ils ne tombaient plus, ne cassaient plus. Ils reflétaient mon bien-être intérieur, tout simplement. Quant à mes articulations, elles avaient retrouvé leur mobilité et ne me faisaient plus souffrir comme si j'avais soixante-dix ans.

Sans le savoir, j'étais carencée depuis de nombreuses années, jusqu'à ce que mon corps sature et tire la sonnette d'alarme. Nous avons une capacité d'adaptation extraordinaire, quasi militaire. Nous puisons dans nos réserves et nous malmenons souvent notre corps sans même nous en rendre compte, mais nous ne sommes pas à l'abri de l'effet boomerang. J'en ai fait les frais.

Mon nouveau mode de vie m'a donc rendu ma jeunesse.

Quand j'ai refusé mon traitement à l'hôpital, j'ai pris la décision d'écouter enfin ce que mon corps essayait de me dire depuis plusieurs années. Pourquoi mon ventre recrachait-il systématiquement ce que j'y mettais ? Pourquoi me faisait-il tant de mal ? Au fil du temps et sans en avoir conscience, je le maltraitais et il me le rendait bien. Plus il faisait des siennes et moins je lui prêtais attention… Nous aurions pu continuer d'entretenir ce rapport malsain longtemps, sauf que mes ulcères auraient continué à se répandre et qu'il aurait fallu envisager une intervention chirurgicale. Mais que cherchait-il donc à me dire ? Je regrette qu'il n'ait pu prendre la parole, j'aurais gagné tellement de temps !

J'en suis venue à cette déduction très simple : avec Crohn, chaque fois que je mettais quelque chose dans ma bouche, c'était le début des souffrances. Il y avait donc bel et bien un lien évident entre ce que je donnais à mon estomac, cet état inflammatoire qui me rendait si malade et mes vilains ulcères. Si je pouvais l'empoisonner et le faire réagir, je pouvais certainement arriver à l'apaiser, lui faire du bien, le guérir et nous réconcilier. J'en venais à considérer cet organe comme un être vivant dont il fallait que je prenne soin. J'allais lui donner du sain, du bon, du frais. L'objectif était simple : faire de mon alimentation mon médicament.

À la lecture de l'excellent ouvrage de Giulia Enders, *Le Charme discret de l'intestin*[1], qui explique que notre ventre est notre second cerveau, j'ai d'ailleurs eu confirmation que mes théories abracadabrantes avaient du sens et j'ai été surprise d'avoir appliqué, sans le savoir, un grand nombre de ses conseils. Preuve que l'intuition humaine peut faire de grandes choses.

En m'intéressant de très près au processus de la digestion, j'ai lu que nous ingurgitions en moyenne vingt-cinq tonnes de nourriture au cours de notre vie. Et avec cette nourriture, nous absorbons des bactéries, des virus et des toxines...

Notre paroi intestinale, immense, joue un rôle déterminant dans le processus d'assimilation et de digestion. Avec la maladie de Crohn, notre protection immunitaire n'est plus assurée à l'intérieur de cette paroi intestinale qui ne sécrète plus correctement les protéines de défenses (les immunoglobulines). En résumé, notre muqueuse lésée entraîne des conséquences dans tout notre corps, créant partout des réactions inflammatoires. À commencer par les ulcérations qui tapissent notre intestin.

---

1. Actes Sud, Paris, 2015.

Peut-être que si les médecins avaient pris le temps de m'expliquer cela en détail au début de ma maladie, s'ils m'avaient décrit comment fonctionne la digestion comme on l'explique en cours de SVT aux élèves de cinquième, plutôt que de vouloir gagner du temps et aller à l'essentiel, en dix minutes, avec des termes compliqués, j'aurais eu moins peur et j'aurais pris des dispositions plus tôt...

Vous l'aurez compris, l'intestin est un organe capital. Sous-estimé, négligé et maltraité à la moindre occasion, il est la partie de notre corps qui devrait être la plus choyée. Nous ne nous intéressons pas à lui et nous en payons le prix fort. Car le système digestif est ce qu'il y a de plus précieux pour notre bien-être global. Depuis notre bouche (là où résidait depuis des années ma perlèche) jusqu'à cet évacuateur de toxines et autres déchets qu'est le côlon, il gère une activité biochimique intense et si nous n'y mettons pas du nôtre, il ne peut pas assurer sans embûches cette responsabilité.

Concrètement, si j'avais mauvaise mine en permanence et six kilos de moins, c'était parce que rien de ce que j'avalais n'était absorbé correctement : mes ulcérations entraînaient une perte d'assimilation des éléments nutritifs essentiels apportés par la nourriture (protéines, vitamines B12, calcium et fer). Je ressentais des brûlures d'estomac parce que ma muqueuse était en mauvais état. Et bien sûr, antibiotiques et médicaments, antiacides et pansements gastro-intestinaux que je prenais à répétition (je connais aujourd'hui les dangers de l'automédication, prenez-y garde) n'ont fait qu'enrayer le problème.

Et je n'avais que dix-huit ans… Je préfère ne pas imaginer dans quel état je me serais retrouvée à quarante ou cinquante ans si j'avais continué à ce régime.

Les troubles gastro-intestinaux arrivent en tête de liste des raisons majeures de consultation dans les hôpitaux et les cabinets médicaux : brûlures d'estomac, ballonnements, vomissements, diarrhées, fatigue, gastrite, constipation, allergies, syndrome du côlon irritable, maladie de Crohn et cancer du côlon ou de l'œsophage sont monnaie courante. Mon cas n'en est qu'un de plus parmi des milliers. Des milliers de plaintes et de jeunes et moins jeunes en souffrance. Des milliers de cas qui sont tous traités de la même façon, avec les mêmes traitements. Je crois que c'est aussi pour cela que j'ai décidé de passer à autre chose et de suivre mon instinct. On nous proposait tous le même protocole tandis que nos maux, nos ulcérations et nos troubles variaient de l'un à l'autre.

Dans le service de gastro de l'hôpital, tout le monde avait l'air si triste, si inquiet et désemparé. Je devais sûrement avoir la même tête ! Déjà perdants avant même d'être appelés dans le cabinet du médecin, nous savions que nous allions parler sans être écoutés. Pourquoi les services médicaux sont-ils incapables de nous apporter l'empathie dont nous avons tant besoin quand nous nous trouvons dans l'attente, la souffrance et l'inquiétude ? « Depuis cinquante ans, m'a expliqué le professeur Laurent Degos, la médecine se fonde sur des statistiques, des démonstrations par des essais en tirant au sort les malades avec le traitement A ou B, des recherches sur les causes et les effets, au détriment de l'observation. Autrefois, les médecins écoutaient leurs patients, les palpaient et les observaient. Aujourd'hui, ils se contentent de lire des écrans, faire des radios, des tests de laboratoire et de prescrire des médicaments. Tout est fondé sur des algorithmes préétablis. Cela supprime le choix du traitement, supprime l'adaptation du traitement au malade, et la discussion partagée notamment sur le mode de vie. C'est inquiétant pour l'avenir de notre médecine ! Pour trouver de nouvelles solutions, il est important que les gens partagent leurs expériences et leurs observations. Il serait naturel que les médecins écoutent et touchent : notre société a complètement exclu le toucher. Je le constate particulièrement avec les personnes âgées, personne ne les touche, même pas leur famille ou leurs petits-enfants. En réalité, en consultation, ils cherchent auprès du médecin un contact physique qui leur manque. Je prends donc volontairement leurs mains et il est souvent étonnant de voir qu'à la fin de notre entrevue leur visage s'illumine. Le fait de les considérer en tant que personne, de leur parler, de les toucher leur fait du bien. Il est indéniable qu'il existe une relation très forte entre nos émotions, notre ressenti, et nos douleurs physiques. »

Fatigue, déprime et anxiété font partie de la multitude de symptômes associés à Crohn. La plupart des patients vivent dans la peur et tous ceux avec qui j'échange depuis ma guérison se disent tristes et surtout épuisés psychologiquement. Ce sont pourtant des femmes et des hommes jeunes (dix-sept à vingt-cinq ans en moyenne) qui ont la vie devant eux.

Ce qu'ils ignorent, et c'est l'une des raisons principales pour lesquelles j'ai décidé d'écrire ce livre, c'est que la nutrition ne se contente pas d'avoir un impact sur leur tube digestif, elle agit également sur leur mental. Il faut d'ailleurs arrêter de dissocier les deux : l'un ne va pas sans l'autre.

Ce lien entre le corps et l'esprit n'est pas une croyance un peu folle d'un autre temps, la lubie de certains bobos ou une théorie tirée par les cheveux. Pourquoi avons-nous tant de mal à accepter ces vérités qui nous échappent alors que des approches thérapeutiques qui ont fait leurs preuves existent depuis des millénaires ? Non, cet engouement soudain pour le bien manger, le bien vivre n'est pas une mode ou une passade, c'est une révolution qui est en route et ne fera que s'intensifier, j'en suis persuadée.

Oui, la manière de se nourrir influe sur notre santé et donc sur notre mental, je l'ai constaté dès les premières semaines de mon nouveau mode de vie et je le constate tous les jours. Dès que je dévie un peu de cette alimentation saine et que je m'autorise un peu de *junk food*, je sens tout de suite une perte d'énergie. Mon équilibre se brise, je deviens plus irritable, moins motivée.

On ne souligne pas assez l'importance de l'alimentation dans l'équilibre psychologique, capital dans notre vie de tous les jours, nos relations avec les autres, avec le monde.

La connexion au moment présent passe par ce que nous choisissons de manger. Et si vous ne constatez pas de rapport entre votre ventre douloureux et ce que vous mettez dans votre assiette, faites seulement le test. Essayez : tout ce que je vous raconte là vous semblera si limpide !

Je pense constamment à tous les malades que j'ai pu croiser sur mon chemin. Je pense à ceux qui passent leur vie dans les salles d'attente à l'hôpital, à la pharmacie, en clinique ou couchés chez eux. Las d'expliquer au médecin les effets secondaires de tel ou tel traitement, les douleurs, les saignements. Las d'en essayer un autre, de devoir à nouveau s'adapter, de gober quatre, cinq ou six doses par jour de Pentasa®, mécaniquement, matin et soir.

Tous ont le sentiment de rabâcher les mêmes choses, de ne pas comprendre les traitements en cours, de subir la maladie, de la gérer au quotidien sans jamais la comprendre.

Certains malades de mon âge sont même incapables de dire depuis combien de temps ils prennent tel ou tel traitement, d'autres ne savent même pas où sont situées leurs lésions. Pas envie de savoir, plus envie de se battre. Fatigue toujours.

Aujourd'hui mon corps ressent chaque petite entorse alimentaire que je fais mais je suis plus forte, plus résistante. Je ne souffre plus jamais comme avant. Je vais me fatiguer plus vite, me sentir mal et nauséeuse, mais sans vomir ou devoir rester couchée. J'ai repris le dessus et ma muqueuse intestinale est aussi rose et lisse que celles de mes amis.

Si je suis toujours celle qui se plaint le lendemain d'un dîner festif, je sais exactement pourquoi, et comment faire pour rééquilibrer mon corps en quelques heures. Je vis désormais avec le besoin de prendre soin de moi quotidiennement. Mais n'est-ce pas une belle opportunité, finalement ?

LE CERCLE VERTUEUX
D'UN MODE DE VIE ÉQUILIBRÉ

La force de la pensée positive

Je suis plus que jamais convaincue que l'esprit soigne le corps, que le mental participe activement à nos rémissions, à nos guérisons. Je crois réellement au pouvoir de la pensée positive.

Beaucoup se moquent des médecines douces, des « charlatans » et de leurs effets placebo, comme ils disent, pourtant, sur moi ces effets ont parfaitement fonctionné, et c'est tant mieux ! Grâce à mes séances d'ostéopathie, dont je ressortais moins anxieuse, plus optimiste et confiante pour l'avenir, je suis convaincue que mon corps se persuadait lui aussi de ma guérison future. Les émotions sont une arme ou un poison, exactement comme notre alimentation. Ce que nous ignorons encore c'est que nous avons toujours le choix d'en faire bon usage.

Combien de fois j'ai pu entendre : « C'est dans ta tête, Jeanne ! » Mes amis avaient tendance à me prendre pour le malade imaginaire. C'est difficile quand on souffre et qu'on a déjà le moral au plus bas. Je me suis d'ailleurs toujours abstenue de dévoiler les photos de mes ulcères ou de partager des épisodes très glauques de mon quotidien. Ça en aurait calmé plus d'un, pourtant. Finalement, je me rends compte qu'on m'a donc d'abord accusée d'inventer ma maladie puis… d'inventer ma guérison ! Quand j'expliquais que je me sentais mieux avec une tout autre alimentation, du sport, de l'automassage, etc., on me répondait seulement qu'il n'était question que d'un effet placebo et que cela ne pouvait rien changer à une pathologie immunitaire comme la mienne. Mais je n'en veux à personne, j'aurais sans doute réagi de la même façon à leur place.

À bien y réfléchir, leurs critiques avaient du sens. Il m'est arrivé très souvent, quand j'étais profondément malade, de me sentir immédiatement soulagée en sortant de chez le médecin, avant même de débuter mon traitement. Le simple fait de quitter le cabinet munie d'une ordonnance et d'avoir parlé à un spécialiste m'apaisait aussitôt.

Étaient-ce ses paroles, son attitude ou l'existence d'une prescription qui me promettait d'aller mieux qui influaient sur ma miraculeuse guérison ? Je ne saurais le dire. Mais l'effet placebo est beaucoup plus intéressant que ce que l'on croit, car si l'alimentation a été mon remède numéro 1, l'état d'esprit général dans lequel je me trouvais et la conviction que j'allais guérir ont sans doute joué un rôle réel dans la cicatrisation de mes ulcères.

La maladie m'a appris (et les chercheurs le confirment, même si tout reste à prouver) que nos croyances les plus fortes pourraient déclencher des changements biologiques similaires à ceux provoqués par les médicaments. La pratique du sport combinée à des pensées positives a sûrement libéré des endorphines (bien connues des sportifs accros au running, par exemple) et de la dopamine (hormone du plaisir) qui ont aidé à atténuer considérablement mes symptômes.

Le professeur Laurent Degos lui-même m'a confirmé, lors de notre entretien, ce que je pensais : « Les maladies en rapport avec le stress soulèvent évidemment la question de l'effet placebo. Quand les patients me demandent s'il ne s'agit pas d'un effet placebo, je leur réponds : "Mais qu'est-ce que cela peut vous faire du moment que vous guérissez ? Ce qui compte, c'est que vous soyez bien avec vous-même !" Je m'inspire beaucoup de la médecine traditionnelle chinoise qui se moque de savoir à quoi est due une maladie. Par exemple, elle n'utilise pas les antibiotiques ou la chirurgie car sa priorité est de soigner la personne dans son intégrité en l'aidant à (re)trouver son équilibre, trouver l'harmonie entre un être et son environnement, la nature et le cosmos. Et ça fonctionne notamment sur le ressenti ! C'est une vraie médecine puisque le patient se sent mieux. Nous soignons souvent le mal par des traitements agressifs qui font du mal au corps. Ce qui n'est pas forcément plus cohérent. La médecine occidentale traite les maladies et la médecine orientale s'attache au malade. En plus de supprimer le mal et sa cause comme en Occident, pourquoi ne pas aider aussi le patient à aller bien malgré ses maux ? L'idéal, c'est de faire cohabiter médecines moderne et traditionnelle, chirurgie et acupuncture. Être en équilibre avec soi-même, avec ses émotions, sa famille, son travail et son environnement génère l'effet inverse d'un stress permanent. Nous avons tous un pouvoir d'autoguérison qui passe d'abord par le fait d'admettre son mal. Nous sommes en mesure, bien plus que nous ne le croyons, d'agir sur nos inflammations et notre immunité. La volonté personnelle et l'engagement de soi sont à prendre en considération dans le processus de guérison. Notre mode de vie doit donc être pris en compte ; prendre soin de son alimentation, de son sommeil, et plus généralement de son corps ne peut être que bénéfique. »

Quant à mon ostéopathe, il m'a fait prendre conscience de l'impact de cette pensée positive et m'a introduite tout doucement, étape par étape, à la méditation et à la pleine conscience. Il m'a fallu des mois d'échanges avec lui pour commencer à croire à ce qu'il me disait et à comprendre l'utilité et les bénéfices de l'automassage. Je n'ai d'ailleurs jamais raconté à quiconque ce que je faisais dans ce cabinet de peur que mon entourage demande à me faire interner ! Quand on me demandait ce que j'y faisais, je me limitais à dire qu'il s'agissait de manipulations du corps pour aider à me détendre et à calmer mes douleurs abdominales aiguës. J'ajoutais toujours que je n'y croyais pas vraiment, car je n'assumais absolument pas ces nouvelles méthodes. Je n'ai jamais parlé ni montré à personne les séances de méditation que je mettais en pratique en cachette, souvent après mes sessions de sport, au moment où j'étais le plus détendue. Ce fut pour moi un long chemin d'apprentissage, de compréhension et d'acceptation, entêtée comme je le suis…

J'ai un souvenir très marquant de ma toute première séance avec mon ostéopathe. Il m'avait posé tout un tas de questions sur mon alimentation, bien sûr, mais aussi sur des sujets plus personnels, des choses enfouies que je n'avais jamais abordées avec personne et surtout dans un cabinet médical : mes relations avec ma famille et mes amis, mes histoires sentimentales, dans quel environnement j'avais grandi, etc. Je ne savais plus si j'étais chez un ostéopathe ou chez le psychologue et je me souviens de m'être interrogée sur le rapport que pouvait bien avoir ma maladie avec tous ces éléments psychologiques et affectifs. J'avais d'ailleurs fait remarquer que je n'étais pas venue pour ça ! Ça l'avait fait sourire, et plus j'étais énervée plus il était calme.

C'est donc avec cet ostéopathe que j'ai abordé une voie nouvelle, vers le soulagement, vers la pleine santé. Sans me le dire, il allait m'accompagner bien au-delà de l'absence de maladie. Petit à petit, il arrivait à me convaincre qu'il fallait s'adresser à ma personne tout entière et non à un simple organe. Que tout ce qui me paraissait superficiel comme mes sensations, mon souffle, mes émotions et mes pensées formaient en fait un tout capital et que c'est la raison pour laquelle nous ne pouvons pas dissocier le corps de l'esprit.

Il m'a fait prendre conscience que j'étais comme morcelée, déconnectée, et qu'il fallait me restituer en une seule unité. Voilà pourquoi il fallait prendre en compte mes relations sociales et mon environnement, responsables de mes émotions et donc de mes blessures.

Comme pour ses autres patients atteints de maladies auto-immunes, il m'a fait comprendre que mon esprit pouvait avoir un réel pouvoir sur mon corps, qu'en diminuant le stress, la méditation avait le pouvoir de réduire l'inflammation. En clair, j'étais capable, selon lui, de créer mes propres anticorps, de me soigner seule en me « reconnectant à l'essentiel ».

Inutile de vous dire que j'ai eu bien du mal à imaginer le lien qui pouvait exister entre méditation et immunité, tout comme celui entre méditation et amélioration du microbiote. Et pourtant… Il faut bien reconnaître que jamais les maladies chroniques comme la mienne ne se sont autant développées et que les médecins, malgré leurs outils de pointe, leurs scanners, lasers et autres appareils technologiques médicaux ultrasophistiqués, sont finalement en train de revenir à des approches empiriques pour faire face à de plus en plus de douleurs chroniques avec lesquelles il faut vivre au quotidien.

Sport, yoga, méditation et respiration : des alliés efficaces

Comme notre alimentation, notre façon de gérer le stress ou notre sommeil, pratiquer un sport a plus d'impact que n'importe quel médicament sur notre bien-être. Cela joue un rôle crucial dans la lutte contre la maladie. Le sport – surtout si on le découvre ou qu'on le reprend après l'avoir arrêté de longues années – est inévitablement synonyme de changement et de progression, mais surtout de bien-être et même de bonheur. Il y a quelque chose de magique, de grisant, à se dépasser dans une discipline sportive.

Sur le plan physique, ce n'est que du positif : je suis tellement heureuse d'avoir des courbatures ! Sûrement parce que cela me détourne de la douleur que causent les ulcérations. Il s'agit enfin d'une douleur et d'une fatigue saine, normale, que tout sportif ressent. Il n'y a rien de plus excitant que de se fixer des objectifs sportifs, rien de plus constructif que le dépassement de soi.

Mon ostéopathe, que je voyais une fois par semaine, me rappelait souvent à l'ordre, car selon elle, « je ne savais pas respirer ». Et quand on ne s'écoute pas, quand on ne sait pas respirer, on n'aide pas son organisme à digérer… Qu'est-ce que ça pouvait m'énerver ! J'avais pourtant l'impression de maîtriser parfaitement ma respiration ; dans le cas contraire, je serais morte, non ? Respirer, méditer, se recentrer sur soi, avoir des pensées positives… toutes ces théories me semblaient si déconnectées de la réalité, surtout pour gérer une maladie d'une telle violence. J'ai pourtant fini par revoir mon jugement. Et c'est le sport qui m'a aidée à réapprendre ce geste si évident et capital dans le processus de digestion.

D'abord plutôt moqueuse à l'égard du yoga – que je jugeais exactement comme la *healthy-food* il y a quelques années, avec tous les clichés que vous pouvez imaginer – et totalement incapable de pratiquer seule chez moi en suivant les conseils de mon ostéopathe, j'ai bien été obligée de me rendre à l'évidence après quatre ou cinq cours collectifs : j'ai découvert ce sentiment incroyable de se réapproprier enfin son corps.

En les pratiquant de manière régulière, les sports de pleine conscience comme le yoga ou le Pilates finissent par avoir une incidence dans beaucoup d'autres domaines de notre existence, et davantage encore lorsqu'on a une maladie à soigner, un corps à réparer. J'ai véritablement le sentiment de panser mes plaies un peu plus à chaque séance, de cicatriser pour de bon, dans mon corps et dans ma tête.

Toujours encouragée par mon ostéopathe, j'ai aussi décidé de me remettre à la danse malgré la fatigue et les douleurs articulaires. J'étais inquiète à l'idée de m'épuiser davantage, de me déminéraliser complètement. Mais c'est tout le contraire qui s'est produit. En reprenant le sport, j'ai retrouvé une bonne posture, et en reprenant une bonne posture, j'ai retrouvé une bonne respiration : la clé d'une bonne digestion ! Cette fameuse respiration, il fallait absolument que je l'apprivoise pour enfin comprendre son impact sur mon ventre.

Reprendre une activité physique régulière a eu un effet bénéfique sur ma fatigue et mes problèmes articulaires : j'ignorais que c'était un anti-inflammatoire aussi puissant. Alors que je me pensais incapable, dans l'état général d'épuisement dans lequel je me trouvais, de tenir un vrai rythme sportif, je me suis rendu compte que je rechargeais mon énergie séance après séance. Le sport dénouait mes tensions musculaires, mes articulations, mon dos. Et mon ventre, surtout. Grâce aux endorphines générées par mon corps, ma digestion s'améliorait de jour en jour, je redevenais maître de mes sensations et non plus esclave de mes douleurs.

Renforcer ma sangle abdominale et mes muscles intestinaux a permis d'améliorer la fonction de mes organes et de stimuler ma digestion et mon transit : je pouvais à nouveau assimiler correctement ce que je mangeais et j'ai repris du poids, cinq à six kilos au total.

Très vite, le sport est devenu une sorte de pilier dans mon quotidien. Il m'offrait des moments de bien-être, me permettait de lâcher prise, de reprendre confiance en moi. Mieux encore, il m'aidait dans ma nouvelle hygiène alimentaire en me donnant simplement envie de mieux me nourrir, d'abandonner le sucre – auquel j'étais devenu totalement accro –, de boire davantage d'eau... Sans compter que prévoir une séance de sport après les cours me donnait une bonne raison de ne pas suivre mes amies qui avaient tendance à m'embarquer avec elles à la terrasse d'un bistro. Pas longtemps, bien sûr, et juste pour boire un ou deux verres de vin... Sauf qu'à cette époque-là, une seule poignée de chips suffisait à me mettre K.-O. Alors je filais sans explications à mon cours de sport comme on s'éclipse en douce pour retrouver son amoureux.

Et comme je profitais de chaque séance de sport pour pratiquer quelques minutes de méditation, je me renforçais davantage, j'évacuais les toxines, et mes muscles et mon mental devenaient plus forts. Faire le vide, écouter mon corps et m'offrir quelques minutes d'introspection, quelle révolution !

D'un point de vue psychologique, je pense que le sport a été ma meilleure thérapie. Il l'est toujours, d'ailleurs. Plutôt que de pousser la porte d'un psychiatre ou d'un psychologue et d'aller y raconter mes malheurs depuis un canapé, j'ai décidé d'exprimer mes angoisses autrement et de les transformer en pensées et en énergie positives. Quand on danse, quand on chante, quand on court, on laisse ses soucis au vestiaire.

Petit à petit, mon rythme est devenu plus sain. À mesure que mon sommeil autrefois perturbé par les crampes d'estomac s'améliorait, mon corps s'assouplissait et je ne me souciais plus de mes articulations. Comme pour le changement d'alimentation, les pièces du puzzle se sont assemblées : tout devenait clair, fluide, simple et évident. Nous ne sommes pas faits pour rester avachis sur des chaises mais pour bouger, nous dépenser, nous défouler et surtout nous reconnecter à notre corps. C'est le meilleur moyen de prendre conscience de ce lien indispensable entre le corps et l'esprit.

Relever ces défis, c'était aussi – surtout ? – un moyen de garder ma motivation intacte durant mes années de combat. Et c'est par goût pour cette transformation profonde qui s'opérait en moi et dont je sentais les effets miraculeux après chaque séance que j'ai compris que Crohn ne serait bientôt qu'un mauvais souvenir.

Sur le plan social, faire du sport est également beaucoup moins triste que j'avais tendance à l'imaginer. En partageant des cours collectifs avec d'autres filles de mon âge, je suis peu à peu sortie de ma solitude et de mon enfermement. Là-bas, il n'est pas question de nourriture, d'alcool ou de tabac. Je trouve enfin un nouveau chemin et je ne me sens plus à l'écart ; j'appartiens de nouveau à une communauté, à une famille. Sortir tous les soirs avec mes amis ne me manque plus. Je prends le temps de m'occuper de moi la semaine et je suis contente de les retrouver le week-end. Avec le sport, j'ai arrêté de me coucher tard, je suis à l'écoute de mon rythme. Mes priorités ont changé. Comme ma façon d'être.

Et si l'incompréhension règne encore parmi mes camarades de classe qui passent leur temps en terrasse après les cours, je n'ai une fois de plus pas les mots pour leur expliquer que je suis en train de gagner la partie, qu'il faut me faire confiance. Le sport est un puissant médicament qui m'a aidée à trouver un équilibre et m'a sauvée de tous mes doutes. Alors, courez, chantez, dansez ou faites du yoga. Libérez-vous !

En finir définitivement avec les ulcérations

La mode – comme l'appellent certains – du *gluten free*, de la cuisine vegan et sans produits laitiers, cache en réalité de réelles souffrances et de plus en plus de plaintes de patients qui se retrouvent du jour au lendemain en consultation alors qu'ils n'avaient jamais rencontré, jusque-là, de soucis digestifs particuliers.

Ce débat revient sans cesse et enflamme souvent les fins de dîners : pourquoi ces gens intolérants (au lait, aux fromages, au gluten, aux œufs, etc.) le seraient-ils devenus tout d'un coup ? Ne serait-ce pas le signe d'une tendance plutôt que d'une vraie pathologie ? À ceux-là, j'ai envie de répondre que le gluten que l'on trouve dans les produits congelés préfabriqués de type lasagnes est sans doute loin d'être le même que celui d'une bonne baguette de pain que mes grands-parents mangeaient quand ils avaient mon âge. Le respect de la tradition s'est perdu, même si l'on essaye de vous dire exactement le contraire sur votre petit sachet de chouquettes.

Cette intolérance qui ne cesse d'augmenter s'explique probablement, comme le dit justement le docteur Biclet[1] – qui a bien voulu répondre à mes questions pendant l'élaboration de ce livre –, par de nombreuses modifications génétiques et la trop grande quantité de gluten dans la plupart des céréales. Autrement dit, on en mange beaucoup trop et de mauvaise qualité. Voilà pourquoi de nombreux patients qui ont retiré de leur assiette tour à tour le gluten, les produits laitiers ou les deux ont vu leurs symptômes disparaître en quelques semaines seulement.

« Je pense qu'on ne peut pas faire de généralités sur les patients. Certains sont atteints de la maladie cœliaque (maladie chronique de l'intestin déclenchée par la consommation de gluten, un mélange de protéines contenues dans certaines céréales), ils ne supportent pas la moindre trace de gluten dans leur alimentation. Le pourcentage de ce type de malades atteint 1 % de la population générale, ce qui est très important. En dehors de cette catégorie, de nombreux patients souffrant de troubles

1. Le docteur Philippe Biclet est gastro-entérologue, expert auprès de la cour d'appel de Paris.

fonctionnels intestinaux voient leurs troubles améliorés par une alimentation pauvre mais non dépourvue de gluten. On a mis en évidence que le gluten consommé aujourd'hui a un poids moléculaire élevé et est devenu moins digeste. Probablement bientôt, arriveront des tests fiables pour reconnaître ces patients et leur proposer un régime adapté mais sur une base scientifique ; ce n'est pas encore le cas aujourd'hui en France. Concernant le lait de vache : progressivement au cours de la vie, l'enzyme chargé de le digérer, la lactase, diminue de concentration et la consommation de lait est mal voire très mal supportée. Il est possible également que des produits conservateurs, pour le lait comme pour de nombreux aliments, jouent un rôle néfaste. Nous voyons aujourd'hui grandir l'intérêt pour une nutrition saine. Il est urgent que le choix des consommateurs se tourne vers des produits les plus naturels possible. C'est du bon sens. Cette préoccupation louable ne doit pas pour autant tourner à l'obsession, sauf chez certains patients pour lesquels le moindre écart est gravissime. C'est le rôle des médecins, en attendant que la science apporte des preuves, de fournir un conseil fondé sur le bon sens et une prise en charge globale du patient. Une meilleure hygiène de vie serait un facteur majeur d'économies pour le budget de la santé. »

Mais les médecins n'aiment pas trop parler de ces cas qu'ils considèrent encore comme isolés. Ils insistent sur le caractère unique de chacun d'entre nous. Ces intolérances sont complexes et ce qui fonctionne pour l'un peut être un échec pour un autre.

Pour ma part, retirer complètement le gluten de mon alimentation m'a fait un bien fou ! Mais mon rééquilibrage alimentaire passant également par l'exclusion des viennoiseries et des plats préparés, par la diversification des végétaux et par une diminution draconienne des produits animaux... a facilité ce tournant.

Mais il me fallait aussi faire une croix sur tous les poisons industriels toxiques qui avaient rongé ma paroi intestinale. Je dressai donc une liste de tous les produits irritants et nocifs qu'il fallait que je supprime immédiatement : alcool, tabac, caféine, blé, lait, colorants, agents de conservation et plus largement tous les produits transformés, modifiés. Quant aux glucides, j'en avais fait une overdose, et mon corps, en surcharge de sucre, répondait systématiquement par une grosse fatigue.

N'hésitez pas à lire à ce sujet *Zéro sucre*[1], de Danièle Gerkens, un témoignage passionnant sur

1. Les Arènes, Paris, 2015.

les bienfaits physiques et psychologiques qu'on obtient en réduisant de façon drastique (et pénible au début, ne nous voilons pas la face) notre consommation de sucre.

Lorsque j'ai été déclarée Crohn, une vingtaine d'ulcérations tapissaient ma muqueuse intestinale. Mon sigmoïde et mon côlon transverse étaient particulièrement touchés. Certaines ulcérations étaient profondes, d'autres plus petites et superficielles, mais j'étais déjà considérée comme un cas compliqué. L'échec de la corticothérapie a d'ailleurs confirmé la ténacité de la maladie. Je rappelle que j'avais seulement dix-huit ans et que la localisation très variée des ulcères laissait penser que ma maladie ne ferait que progresser d'année en année. Et pourtant.

En décembre 2013, après six mois de mon nouveau régime (je déteste parler de régime, car on entend souvent derrière ce mot : « restrictions caloriques et exclusion »), le bilan est sans appel : il me reste une seule ulcération minime au niveau du côlon transverse. Côté symptômes, c'est la disparition complète, le confort retrouvé. Plus jamais mal au ventre. Plus de sang ni de glaires dans les selles. Plus de vomissements quotidiens. Plus de fatigue invivable.

Lors de ma dernière coloscopie, en février 2017, quatre ans après la deuxième, c'est carrément la stupéfaction : la muqueuse est complètement cicatrisée. Sur les photos elle est rose et lisse comme celle d'un bébé. Les biopsies sont *clean*. R.A.S. C'est à peine si les cicatrices se remarquent.

Coïncidence ? Impossible. Mais croyez-moi, maintenant que je suis rentrée dans le cercle vertueux d'une alimentation saine et équilibrée qui est devenue une seconde nature, je ne pourrais plus jamais en sortir. Et le corps est une machine extraordinaire qui ne voudrait pas, lui non plus, faire marche arrière. Ce serait risquer de voir revenir s'installer la maladie, sans doute.

Voici ce que dit le professeur Laurent Degos à ce propos : « Pour les patients ayant un terrain génétique de susceptibilité pouvant conduire à la maladie de Crohn ou à une autre maladie inflammatoire, faire attention à son mode de vie est impératif. Votre énergie retrouvée et votre nouveau "confort" de vie prouvent clairement que vous avez trouvé une certaine sérénité en changeant de mode de vie : réduire notamment le stress a eu un impact positif sur votre état de santé général. Choisir une alimentation saine, un rythme de vie plus régulier et plus responsable, vous a obligée à penser à votre corps et à vous-même. D'après moi, être en harmonie avec soi-même permet d'oublier ses maux. De manière générale, dans notre civilisation occidentale, nous ne faisons pas assez attention à notre corps. Nous pensons que tout ce qui compte est ce qui se passe dans notre cerveau, au mépris de nos autres organes et de nos sens. On ne fait pas assez de sport, on passe trop de temps devant des écrans, on est stressé, on mange n'importe quoi. Bref, on se détruit à petit feu. Retrouver son corps et vivre en harmonie avec lui peut évidemment changer énormément de choses ! Au fil des années, vous avez probablement modifié de façon conséquente votre microbiote, ce qui vous a permis de repartir sur de bonnes bases. Rappelons néanmoins que tout cela ne s'est pas fait du jour au lendemain mais après plusieurs années d'une vie bien réglée. »

Aujourd'hui, la moindre barre chocolatée industrielle me donne de la tachycardie et se solde par un endormissement et des maux de tête quasi instantanés. De quoi me couper de toute tentation. Sans compter que j'ai l'impression de croquer dans deux cents sucres en même temps. Une barre suffit à m'écœurer alors que je pouvais en manger trois sachets d'affilée sans problème. Mais cette nourriture ne m'attire plus : chocolats industriels, chips, pizzas surgelées et bâtons de surimi ne me font plus saliver. Mais pour être honnête, c'est plus dur en ce qui concerne les bons burgers frites !

Alors j'applique des règles bien spécifiques : mon quotidien est ponctué de déjeuners et de dîners sains, équilibrés et réguliers – la régularité est absolument essentielle dans la guérison des maladies digestives, Crohn n'aime pas qu'on le surprenne. Petit déjeuner, déjeuner, goûter et dîner ne manquent jamais à l'appel. Et une à deux fois par semaine maximum, je m'accorde un écart plus convivial. Si j'ai un dîner chez des copains, un anniversaire ou même un week-end loin de chez moi, je baisse mes exigences pour ne pas gâcher mon plaisir et virer à l'obsession. En général, maintenant que j'ai retrouvé une bonne santé, mon corps me laisse deux ou trois jours de répit en cas d'excès (alcool, gras, grignotage). Mais même dans mes écarts, je reste sur du qualitatif. Enfin j'essaie.

Si je dîne au restaurant un soir, je n'hésite pas à prendre le plat qui me tente vraiment. Même si c'est le plus gras de la carte. Et si j'ai envie de profiteroles (maison) en dessert, je me fais plaisir. Bien sûr, après, mon ventre est tendu comme celui d'une femme enceinte de six mois et j'ai une irrépressible envie de dormir. Mais je sais pourquoi et c'est cela qui compte. Le lendemain, je me réveillerai plus lourde que d'habitude, fatiguée par les excès de la veille, mais je compenserai avec des tisanes au fenouil et à la réglisse et me contenterai d'une bonne soupe ou d'un artichaut afin de laisser mon organisme tranquille.

Mais ce mode de vie n'a pas été facile à assumer et à faire accepter à mon entourage quand j'avais dix-huit ans. Invitée à dîner, je suis souvent restée enfermée dans mon silence, préférant me rendre malade plutôt que de vexer la maîtresse de maison. C'est très gênant de refuser un gâteau apéritif, une part de tarte, un verre d'alcool. Alors, les trois en même temps… je vous laisse imaginer comment on me dévisageait. La convivialité d'un moment partagé suit des règles de politesse et de bienséance qui dépassent la simple courtoisie. Refuser un plat, c'est comme dire à la maîtresse de maison qu'on n'apprécie pas sa cuisine.

Renoncer aux produits industriels raffinés et transformés, ce n'est pas facile. Et demander aux patients de faire une croix dessus, pas si simple non plus. Voici ce qu'en pense le docteur Biclet : « Les consommateurs ont un mode de vie établi avec des habitudes difficiles à changer ; ils veulent manger de la manière la plus facile et rapide possible, et cette volonté ne rime pas vraiment avec un mode de vie sain en accord avec la nature. Les patients qui ont des troubles modérés, même si cela peut gêner leur quotidien, ne sentent pas forcément la nécessité et n'ont pas toujours le courage d'avoir recours à une reconversion totale de leur mode de vie. Dans le cas d'une maladie de Crohn débutante ou installée, nos patients souffrent, déjà amaigris et affaiblis par les symptômes : nous nous limitons à des conseils généraux et nous ne sommes pas trop autoritaires sur le meilleur régime à suivre pour ne pas leur imposer davantage de contraintes au risque d'être contre-productifs. Ceci d'autant plus que ce qui va marcher chez un patient peut échouer chez un autre. La nutrition est une science très complexe et nous ne pouvons pas brûler les étapes, car de nombreuses découvertes en ce domaine sont récentes et souvent controversées. »

Slow food et régime végétarien

Aujourd'hui, j'assume à cent pour cent ma prise de position sur un mode de vie *healthy* et je n'ai de cesse de discourir sur l'importance d'une alimentation saine. Je pense être plus que jamais dans le vrai et mon but n'est pas de vendre un concept glamour, mais de partager une expérience positive qui pourrait être la vôtre.

Je ne suis pas une tendance, une simple mode qui aura fait long feu dans quelques mois. Je veux simplement mettre en garde, adresser un message d'espoir et rendre possible, à ceux qui sont malades et à leur entourage, une autre voie vers la guérison ou, au moins, vers un mieux-être grâce à une nourriture appropriée.

Être jeune (ou moins jeune) et en bonne santé, se croire à l'abri car on n'est pas touché par la maladie, ne donne pas le droit de se nourrir n'importe comment. Tomber malade, gravement, ça n'arrive ıtres. Mon parcours de fêtarde, un peu .iste et bonne vivante, est l'exemple .rroseur arrosé. Alors plutôt que de se réveı... op tard, apprenons à protéger son corps.

Une prise de conscience sur l'alimentation et ses répercussions sur notre santé est en train d'émerger, les médecins commencent à en parler et les médias à s'en faire les représentants. La parole des patients se libère grâce aux réseaux sociaux, et nos modes de vie connaissent une certaine mutation. Nous ne pouvons plus continuer à fermer les yeux sur des facteurs évidents.

À commencer par une chose très simple mais dont personne – ou presque – ne parle alors que c'est d'une efficacité redoutable et accessible à tous : le temps que nous passons à table. « Il y a un sujet qui, selon moi, devrait être beaucoup plus étudié, c'est celui de la salivation, explique le docteur Biclet. En effet, les sociologues ont démontré qu'il y a une baisse tendancielle depuis une centaine d'années de la durée des repas. Les gens avalent de plus en plus vite sans mastiquer correctement. Or, la première étape de la digestion passe par l'action de l'amylase salivaire. Cette étape cruciale complètement laissée de côté pourrait expliquer en partie de nombreux troubles. D'ailleurs, le conseil de grands-mères que l'on donne toujours aux patients est de manger le plus lentement possible, en reposant ses couverts entre chaque bouchée. Il faut saliver avant de passer à table, regarder la nourriture, la humer pour que toutes les sécrétions digestives puissent se mettre en route et que la digestion se fasse dans des conditions harmonieuses. »

Il est indispensable que tous ceux qui souffrent de la maladie de Crohn comprennent enfin leur maladie, qu'ils sachent comment et quoi manger pour apporter le meilleur à leur corps, qu'ils admettent que privilégier les aliments bio et supprimer de leur assiette les produits chimiques peut changer radicalement leur vie.

On pense que c'est compliqué de cuisiner sainement, que c'est réservé aux riches et que les recettes sont impossibles à reproduire… Pourtant, c'est loin d'être vrai. En réalité, ce qui compte c'est le choix des produits (locaux, de saison et de qualité) associés à de bonnes huiles, accompagnés d'une tranche de pain complet. Vous obtenez ainsi un repas équilibré, rassasiant et anti-inflammatoire qui boostera votre système immunitaire en même temps que votre mental.

La guérison passe par un retour aux sources, au naturel, au vrai. *Exit* les produits transformés avalés à la va-vite, bienvenue aux légumes anciens dégustés en pleine conscience. Je n'ai qu'un regret aujourd'hui, celui de ne pas avoir grandi dans ce mode de vie. Mais mes placards regorgent désormais de graines et de légumes qui remplacent les biscuits et les chips de mon enfance et je suis fière de prôner les bienfaits extraordinaires d'une alimentation bio et ultra-saine, alliant bien-être et respect de la nature. Mes jus pressés à froid, mes salades et laits végétaux sont composés d'ingrédients non transformés qui ont un effet positif réel sur ma santé.

En ce qui concerne la viande, je suis encore en pleine transition. Si j'ai réduit de plus de moitié ma consommation de produits animaux, je n'ai pas réussi à me tourner à cent pour cent vers un régime végétarien. J'ai fini par être rebutée par le fait de tuer un veau, un poussin ou un cochon pour le voir terminer dans mon assiette, mais j'ai beaucoup moins d'affect pour le poisson que je continue d'apprécier, ce qui est totalement hypocrite... j'ai encore du travail.

Manger de la viande apparaît souvent comme une chose très naturelle. Les nombreux garçons carnivores qui m'entourent, accros à l'entrecôte et aux barbecues, semblent d'ailleurs faire un lien évident entre leur passion pour la viande rouge et leur virilité. Pourtant, aucun d'entre eux n'est parti à la chasse pour rapporter un animal mort.

Croire que le sportif n'a besoin que de protéine animale pour rester musclé est une erreur. Comme le rappelle très justement la coach Lucile Woodward sur ses réseaux sociaux : « Il est temps de tourner la page. Arrêtons avec le tout protéine. Le corps humain est fait pour digérer 60 à 65 % de glucides (féculents, légumes, fruits, céréales, légumineuses, etc.), 20 à 25 % de lipides (graisses animales ou végétales) et 15 à 20 % protéines (animales et végétales). Que l'on soit sportif ou non sportif, ces pourcentages ne doivent pas bouger de plus de 5 %. »

J'ai d'ailleurs pu le constater car je n'ai jamais été aussi carencée qu'à l'époque où je consommais de la viande tous les jours, voire deux fois par jour. Notamment en fer, qui est la carence principale des malades de Crohn. J'étais rechargée par intraveineuse tous les six mois environ alors qu'aujourd'hui mes analyses révèlent un bilan plus que parfait.

Et mon cas n'est pas isolé, bon nombre de sportifs vegan sont en parfaite santé, à l'image de cette surfeuse, Tia Blanco, qui partage sur sa chaîne YouTube des informations sur son mode de vie et des recettes vegan. Le moins que l'on puisse dire c'est qu'elle est en pleine forme : sa mine éclatante, sa joie de vivre et ses prouesses sportives en sont la preuve. Elle respire la santé. Les surfeurs sont d'ailleurs une sorte de modèle pour moi : corps sculpté et bronzé, peau saine, sourire éclatant. Je vais peut-être en choquer certains en disant cela, mais parfois, il faut se fier aux apparences ! J'ai passé beaucoup d'étés dans le Sud-Ouest à observer leur mode de vie, leur alimentation (souvent très saine), leurs relations avec les autres. Au-delà d'un physique parfait, symbole du *healthy lifestyle*, c'est surtout leur philosophie de vie qui m'intéresse. Connectés à la nature, ils savent lâcher prise, vivent tout à fond, passionnément, et ont cette immense capacité à être dans l'instant présent. Un exemple à suivre.

S'armer de courage et prendre le temps

Dans ma phase d'attaque, ne supportant plus l'incompréhension de mon entourage, j'ai décidé, pour ne plus faire aucun écart, de cesser de sortir. Un crève-cœur pour la fêtarde de dix-huit ans que j'étais. Ma vie, comme celle de mes camarades étudiants, se résumait alors à suivre les cours en attendant le soir et les week-ends pour faire la fête tous ensemble, boire et manger. Boire beaucoup, d'ailleurs. Car la génération à laquelle j'appartiens ne fait pas la fête sans boire des litres et des litres d'alcool. Mais c'est un autre problème.

En tout état de cause, il m'était devenu impossible de boire une goutte d'alcool. Il m'a donc fallu m'exclure de ces rendez-vous. Et je me suis retrouvée assez vite isolée de tous. Pendant l'année qui a suivi le démarrage de ma nouvelle vie, j'ai traversé une immense solitude, un gros coup de blues.

Un soir, alors que mon meilleur ami préparait le dîner pour nous deux, une dispute a éclaté. Cela faisait plusieurs jours que la tension montait chaque fois qu'il s'agissait de faire quelques courses, de préparer un dîner, d'envisager une soirée au restaurant et plus largement dès qu'il était question de bouffe : lui était de plus en plus agacé par ma façon de vivre et par mes exigences, moi de plus en plus lasse et triste de devoir justifier mon nouveau mode de vie.

Après une énième dispute, nous étions en phase de réconciliation et il avait décidé de me préparer des légumes. Une gentille attention, je l'avoue. Seul bémol, les légumes du supermarché baignaient déjà dans l'huile et la crème, prêts à passer à la friture… Alors j'ai repris mes explications habituelles : c'est trop gras pour moi, j'ai arrêté les produits laitiers donc *exit* la crème fraîche, je préfère me préparer une assiette à part.

J'étais visiblement allée trop loin. La suite fut d'une violence sans précédent. Après avoir balancé la poêle dans l'évier, il me hurla dessus ce que tout le monde devait se dire tout bas depuis pas mal de temps autour de moi : « Tu nous emmerdes, Jeanne ! C'est quoi tes trucs de bouffe à la con, là ? Pour qui tu te prends ?! Tu te crois mieux que les autres ? Mes légumes ne sont pas assez bien pour toi ?! Vas-y, dis qu'on mange mal chez moi, je te dirai rien. » Et il enchaîna plus gravement : « Où est la Jeanne rigolote et légère que j'ai connue ? Celle qui se foutait de tout, qui se resservait trois fois de dessert sans se demander si ça faisait grossir. Celle qui voulait toujours s'amuser, profiter. Celle qui savait transformer n'importe quel moment du quotidien en fête. Celle qui se moquait ouvertement de toutes ces filles ennuyeuses qui trient dans leur assiette et ne boivent que des cocktails sans alcool ; tu sais, ces filles qui sont toujours pompettes mais jamais bourrées, dont tu disais qu'elles ne savaient pas vivre ? » Je n'ai pas pu répondre. Il n'avait rien compris et confondait tout, et moi je ne savais pas où me mettre ni quoi dire. Les larmes montaient. J'ai quitté la cuisine en pleurs, sans un mot. Nous n'avons jamais reparlé de cet épisode.

N'avait-il pas raison, au fond ? Étais-je devenue vraiment insupportable ? C'est vrai que j'avais perdu mon humour, ma joie de vivre, un peu de mon identité. Je ne savais plus qui j'étais, mais je ne pouvais pas faire machine arrière. Tant pis si mon entourage n'y comprenait rien et ne cautionnait pas mes choix ; je me battrais seule, il le fallait. C'était une question de survie.

Mais cette mise à l'écart s'est affaiblie avec le temps jusqu'à s'estomper totalement. Aujourd'hui, la malbouffe n'a plus la cote. Et mon cercle d'amis a vieilli : autour de moi, on commence enfin à vouloir faire de vrais dîners. Mon mode de vie ultra-*healthy* n'est plus un handicap. Il devient même un exemple à suivre… même si tout n'est pas encore bien compris. Ce retournement de situation est une vraie victoire, beaucoup de gens ignorent combien cela compte pour moi. Pour certains, je suis même devenue un modèle.

Un soir, une copine me dit qu'elle se sent mal et qu'elle veut essayer « ma méthode ». Elle n'en peut plus des apéros au rosé/clopes/chips à répétition. Elle a tout le temps mal au ventre et ne comprend pas pourquoi. Et c'est vers moi qu'elle finit par se tourner : « T'as l'air vraiment en super forme depuis que tu suis ton régime. » Elle me confie qu'elle a envie de prendre soin d'elle, de prévenir les maladies, se façonner un corps sain et musclé, gagner en force et en énergie. Je me risque à essayer de la convaincre de changer d'alimentation en commençant par arrêter de se tourner vers des régimes hyperprotéinés et des produits industriels allégés qui ne peuvent que lui faire du tort.

Au bout d'une semaine, je l'entends s'énerver au téléphone : « Ça ne marche pas du tout, j'ai super envie de vomir et je suis encore plus crevée », me dit-elle. J'ai beau lui expliquer que c'est un processus normal, que son corps est en train de se nettoyer et que cela va prendre du temps, elle renonce déjà.

Même réaction quand je la pousse à consommer des huiles végétales (huile d'argan, de noisette, d'olive, etc.), des poissons gras, de la purée d'amande. Pour elle, tout cela fait grossir et ce qui fait grossir n'est pas sain. Mais le gras c'est la vie ! Les huiles, les noix, l'avocat et les poissons gras sont des aliments santé !

Élevées aux régimes express et habituées aux solutions miracles, mes amies ne comprennent pas qu'il n'y a pas de durée fixée, que d'établir une quantité limite de calories est surtout la cause de carences et de troubles comportementaux. Quand on décide de mieux s'alimenter pour mieux vivre, c'est pour la vie.

Je ne me considère d'ailleurs pas du tout au régime. J'ai toujours eu horreur de ce mot ! Je ne m'impose jamais de quantités, ne réfléchis pas en termes de calories et les choix que je fais n'ont pas de durée limitée. Ce n'est d'ailleurs plus une contrainte comme ça l'a été par le passé, mais un vrai plaisir. Je me suis tournée vers une alimentation essentielle et non plus fonctionnelle qui m'a sauvé la vie. L'investissement que je fais aujourd'hui est aussi pour demain.

Si j'ai attendu de tomber malade et d'atteindre l'épuisement physique et moral pour me remettre en question, si nous avons tous été bouleversés par l'annonce de la maladie, baignant dans le doute et les craintes pendant de longs mois, aussi étonnant que cela puisse paraître, Crohn m'a aussi légué une certitude : les aliments sont nos meilleurs médicaments. Hippocrate le disait déjà 500 ans avant Jésus-Christ, nous l'avons juste oublié. Alors oui, changer de route demande de la patience et de la volonté, mais cet investissement vaut le coup. Et si nous commencions par prendre soin de nous-même avant de confier notre santé aux autres ? C'est une question de choix, de priorité. Ce choix, on l'a toujours. Vous aussi, faites le vôtre.

NOURRIR ET SOIGNER SON CORPS POUR ENFIN ALLER MIEUX

Pour échapper à la maladie et sortir définitivement de ce cercle vicieux qui s'était installé dans mon corps, j'ai dû repenser entièrement mon mode de vie. Il m'a fallu avant tout rééquilibrer ma flore intestinale : soigner, nettoyer et apporter de bonnes choses à mon organisme, reconstruire des barrières solides et saines.

Outre la décision impérative de changer d'alimentation, j'ai suivi les conseils de mon ostéopathe qui m'a suggéré la prise de compléments alimentaires spécifiques pour soigner ma paroi intestinale et corriger mon problème d'acidité gastrique : du zinc, de la L-glutamine (un acide aminé essentiel qui renforce entre autres les cellules intestinales), ainsi que des enzymes censés faciliter ma digestion et l'encourager à reprendre son rôle au sérieux.

Ce complément de minéraux, de vitamines et de plantes thérapeutiques a considérablement amélioré mon état de santé ; c'est fou de constater que des gestes tout simples peuvent avoir une action si positive sur notre organisme. Nous avons tendance à penser que ce ne sont que des détails ou que c'est trop facile pour que ça fonctionne vraiment. Pourtant, boire de l'eau tout au long de la journée, manger des fruits et des légumes, opter pour les bons compléments alimentaires, bouger, respirer, mâcher lentement, choisir un mode de cuisson adapté peuvent réellement agir sur le renforcement du système immunitaire et nous préserver de nombreux désordres, surtout gastro-intestinaux.

Par exemple, j'étais sujette à des cystites et des infections urinaires à répétition. Ce que j'ignorais, c'est que j'étais entrée dans un système vicieux : la prise d'antibiotiques abusive provoquait des effets secondaires sur mon système digestif. Ma flore intestinale en était perturbée – pour ne pas dire dévastée –, ce qui entraînait des récidives systématiques. À la longue, je créais des bactéries résistantes à ces mêmes antibiotiques, les rendant absolument inutiles… de quoi se décourager. Une fois encore, un simple changement d'alimentation a mis un terme à ces inflammations bénignes.

Désormais, chaque fois que je démarre une cure de vitamines ou une période de détox – en fonction de la saison et de mon état général –, je m'engage pour une durée de trois mois contrairement à ce qu'indiquaient mes anciennes ordonnances médicales qui préconisaient des traitements de quinze jours.

Il est clair que le protocole que j'ai mis en place ressemble plus à une course de fond qu'à un sprint ! C'est aussi pour cela que beaucoup d'autres malades avec qui j'ai pu discuter se découragent facilement. Ce processus est très long. Les médicaments ont tendance à nous soulager rapidement, tandis que restaurer sa paroi intestinale de manière durable prend plus de temps. La patience a été la clé de ma réussite.

Attention, je ne suis pas en train de dire que les antibiotiques sont à bannir ou qu'ils sont inefficaces. Mais j'ai remarqué que nous avons tendance à en surconsommer. Sans parler des antidépresseurs, trop largement répandus et pris par des gens de plus en plus jeunes, dont j'ignore tout mais qui ont sans doute des conséquences non négligeables sur notre santé.

Nous sommes dans l'excès, dans l'abus, car nous désirons des solutions instantanées. Nous voulons trouver un remède immédiat à tous nos problèmes sans les régler… C'est d'ailleurs le reflet de ma génération qui veut tout, tout de suite, et sans attendre. On ne veut pas attendre pour déjeuner, on ne veut pas attendre pour prendre un taxi, on ne supporte pas la douleur… Ma génération, comme celle de mes parents, n'a pas connu la guerre, et les progrès de la médecine ont peu à peu supprimé la notion de souffrance. Sans être masochiste ni vouloir en rajouter, quand on a un Crohn sévère, je pense qu'au lieu de se précipiter sur des cachets de pharmacie nous devrions, dans la mesure du possible, écouter cette douleur physique, comprendre d'où elle vient et se poser les bonnes questions. Pourquoi ai-je toujours mal au ventre après tel ou tel aliment ? Que signifient mes migraines à répétition ? Il y a tant à apprendre sur soi-même en étant simplement à l'écoute de son corps et des signaux qu'il nous envoie.

« En France, 40 % des cancers pourraient être évités en changeant de mode de vie », c'est le titre d'un article de *L'Express* datant du 16 juin 2017 qui met en lumière une étude très sérieuse de l'INCA (Institut national du cancer) sur l'impact de la nutrition sur les cancers : « Ainsi, 20 à 25 % des cancers sont attribuables à des facteurs "nutritionnels" qui englobent des facteurs alimentaires augmentant le risque de cancers (consommation d'alcool, excès de viande et de charcuteries, faible consommation de fruits, légumes et fibres, surpoids et obésité) et le manque d'activité physique. » Il est plus que temps de s'interroger sur notre mode de vie et notre environnement. Avoir une vie plus saine, se mettre au sport, changer radicalement de cap et modifier nos comportements ont tendance à effrayer. N'écoutez pas les critiques qui risquent de fuser de toute part ! N'imposez pas non plus votre nouveau régime et ne jugez pas ceux qui n'ont pas envie de vous suivre. Il n'y a rien de plus agaçant et cela ne les rendrait que plus réfractaires. Travaillez pour vous sans vous soucier de l'avis des autres.

Cela paraît très compliqué alors qu'il s'agit seulement d'un rythme à prendre, d'une organisation différente à mettre en place. Comme lorsque l'on reprend le sport après des années d'inactivité, cela demande de se faire un peu violence : l'inconnu nous fait peur alors que nos habitudes nous rassurent, et c'est encore plus vrai de nos pratiques alimentaires. Mais les bénéfices de cette nouvelle vie sont si grands que vous ne regretterez jamais votre décision !

Prenez votre temps

En ce qui concerne votre changement d'alimentation, allez-y progressivement. Si vous avez l'habitude de vous nourrir principalement, depuis des années, du trio pâtes, pain blanc, pizza et que vous vous mettez du jour au lendemain à consommer une quantité de fibres illimitée, vous pourriez ressentir des nausées et souffrir de diarrhées. À l'image d'une amie qui m'appelle pour me dire que ma méthode l'a rendue extrêmement malade toute la semaine et que je suis inconsciente… En réalité, vous ne risquez rien, mais je reconnais qu'il y a plus agréable que cette détox soudaine.

Comme l'explique très justement Giulia Enders dans *Le Charme discret de l'intestin* : « La communauté bactérienne déjà mal en point risque d'être dépassée par les événements : les microbes perdent la tête et se mettent à métaboliser tout ce qui leur tombe sous la dent. » En clair, ça va trop vite pour votre ventre qui n'a pas le temps de comprendre ce qui lui arrive.

En outre, soyez indulgent à votre égard : vous ne pourrez pas changer de mode de vie du jour au lendemain, de même que vous ne pourrez pas vous assurer une hygiène de vie parfaite sans écarts et dérapages. Vous allez essayer, craquer, recommencer et ainsi de suite.

Gardez le cap et ne vous découragez pas. Il n'y a rien de plus difficile que de changer des habitudes ancrées depuis des années. Je sais de quoi je parle.

Grimpez tranquillement, marche après marche, sans regarder où s'arrête l'escalier. D'autant que votre moral compte aussi pour votre rémission et il doit être votre allié dans cette longue bataille contre vos mauvaises habitudes. Les moments de détente entre amis avec cacahuètes et rosé font partie de la vie ! Tâchez d'anticiper ces situations : n'allez jamais déjeuner ou dîner chez des amis le ventre complètement vide au cas où le menu ne serait pas vraiment adapté à vos nouvelles résolutions. Si vous avez faim, vous allez vous jeter à coup sûr sur des chips tandis que si vous êtes déjà calé en arrivant, il sera plus facile de garder le contrôle et de ne pas le regretter ensuite. Même conseil pour démarrer la journée : ne partez jamais de chez vous le ventre vide ou prévoyez un petit déjeuner à prendre en route pour ne pas mourir de faim à 11 heures et craquer sur une mauvaise barre chocolatée du distributeur au bureau.

Mangez en pleine conscience et « craquez » sain

Comme beaucoup d'entre nous, j'avais la fâcheuse habitude de grignoter entre les repas. Il m'arrivait souvent de dévorer une tablette de chocolat devant la télé après le dîner ou bien de vider un paquet de chips à l'heure du goûter. Pire, j'étais capable d'engloutir une à deux boîtes de gâteaux en moins de cinq minutes. En général, après ce moment d'égarement, je ne bougeais plus pendant quatre heures, complètement *stone*, subissant de plein fouet ce pic de glucides. Bien sûr, cela me donnait également mal au ventre. Quand j'y repense, c'était complètement absurde.

Dans ces moments, je sais désormais que je confondais gourmandise et compensation. Nous avons tous des instants de faiblesse et je sais que je ne suis pas la seule à m'être tournée vers du sucre ou du gras dans des périodes de stress ou de chagrin. Qui n'a jamais piqué dans le placard des choses rapides à avaler en réaction à une situation stressante ?

Je ne mangeais pas par gourmandise ou par plaisir mais pour répondre à une émotion, une contrariété. Avant Crohn, je n'avais jamais réfléchi à ces fringales imprévisibles qui pourtant me rendaient malade plusieurs heures, me donnant mal au cœur et au ventre. Quand Crohn est arrivée, les choses ont changé car les grignotages étaient encore plus difficiles à vivre. Je me demandais même si mon ventre n'avait pas juste décidé de me faire vivre un enfer pour le plaisir, car piocher toute la journée dans des paquets de gâteaux n'avait, pour moi, rien de malsain. Le sucre était mon ami d'enfance.

Je n'étais absolument pas consciente de ce qui se jouait parce que je dissociais corps et esprit. C'est Crohn qui m'a appris à écouter mon corps, c'est la maladie qui m'a enseigné des vérités évidentes que j'occultais. En apprivoisant mes maux, j'ai appris à penser plus loin que mon tube digestif, compris les grands principes de notre système immunitaire et de notre flore intestinale. J'ai même appris à interpréter la consistance de mes selles – qui, soit dit en passant, a rigoureusement changé depuis que je mène un mode de vie équilibré.

Aujourd'hui, j'ai une solution efficace contre le grignotage : je consomme des *energy balls* quasiment tous les jours. Ces petites boules toutes simples à réaliser sont une vraie révolution pour lutter contre les tentations quotidiennes. Je les emporte partout et les mange le matin, avant d'aller à une séance de sport, au bureau à la pause de 11 heures, ou le soir si j'ai une sortie imprévue et que la nourriture proposée autour de moi ne me convient pas. Elles m'évitent de craquer pour des produits industriels.

Depuis quelques mois, les recettes d'*energy balls* fleurissent un peu partout sur Internet. Il y a même des tutos YouTube très faciles à reproduire à la maison quand on est nul en cuisine. Deux à trois *energy balls* suffisent à vous rassasier et vous laissent en pleine forme quand un paquet de gâteaux industriels ne font que vous « alourdir » sans vous apporter aucun pouvoir nutritif.

En outre, ces *energy balls* se conservent une à deux semaines au réfrigérateur et sont très faciles à transporter. Vous pouvez inventer de nouvelles recettes grâce à des livres de cuisine *green*, qui sont autant de sources d'inspiration, comme *Green, Glam & Happy*, de Rebecca Leffler[1], et en croisant à l'infini les ingrédients dits *superfood*, véritables bombes de nutriments que vous trouverez facilement dans les enseignes biologiques (fèves de cacao, pulpe d'amandes, sel de mer, vanille, noix de cajou, etc.).

---

1. Éditions Marabout, Paris, 2016.

En termes d'organisation, je prépare ces collations chaque dimanche – comme je le fais pour mes soupes et mes légumes vapeur. Rassurez-vous, je suis loin d'être un cordon-bleu et je n'ai pas l'esprit d'une blogueuse créative. Je n'ai donc rien inventé. Ce sont les livres, les sites, les blogs, les naturopathes et certains médecins qui m'ont tout appris.

Pour trouver de nouvelles idées, je suis abonnée à des newsletters particulièrement inspirantes comme laminutepapillon.net fondée par Agathe Audouze, fondatrice du Café Pinson[1], qui m'a beaucoup aidée au démarrage de ma nouvelle vie. Ce site est une véritable mine d'or pour faire ses premiers pas dans le monde de l'alimentation vivante.

Energy balls aux dattes

Ingrédients :

Un peu d'eau
150 g de dattes
100 g d'amandes
70 g de noisettes
30 g de poudre de cacao
Ingrédient bonus, *topping* au choix : noix de coco râpée, graines de lin, graines de sésame

1. Retrouvez mes adresses préférées p. 162-163.

Préparation :

Mixer les amandes et les noisettes. Ne pas les réduire en poudre trop fine pour garder un peu de croquant.

Mixer à part les dattes jusqu'à obtention d'une pâte homogène.

Dans un saladier, ajouter tous les ingrédients et mélanger.

Ajouter une lichette d'eau pour humidifier la pâte (attention à ne pas la détremper) et mélanger de nouveau.

Réserver au réfrigérateur une trentaine de minutes.

Sortir le saladier.

Préparer les *toppings* : verser chaque *topping* dans un bol ou une assiette creuse.

Pour façonner une *energy ball* : prendre une petite quantité de pâte et la tasser. Rouler ensuite la pâte dans le creux des mains jusqu'à obtention d'une boulette de la taille de votre choix.

Rouler l'*energy ball* dans un des *toppings* afin de l'enrober.

Répéter l'opération avec le reste de la pâte.

Energy balls salées[1]

Ingrédients :

50 g de quinoa

---

1. Je dois cette version à Lucile Woodward, véritable maître en matière de recettes *healthy* !

50 g de riz brun
50 g de lentilles noires beluga
50 g de noisettes
5 g de cacao en poudre
Du chanvre
Des graines de lin
Du pollen
Un mélange de graines de chia, de cacao et d'amandes moulues (que vous pouvez faire vous-même).

Préparation :

Cuire le quinoa, le riz et les lentilles séparément, puis laisser refroidir.

Mixer le mélange quinoa, riz et lentilles avec les noisettes jusqu'à obtention d'une pâte homogène. Si la pâte est trop sèche, vous pouvez ajouter un peu d'eau ou d'huile de coco. Ajouter des graines de lin et/ou du pollen à la préparation.

Former de petites boules en les roulant entre les paumes de la main.

Saupoudrer de cacao en poudre ou rouler la bouchée dans du chanvre ou dans votre mélange de graines de chia, cacao, amandes moulues.

Déguster immédiatement ou conserver au réfrigérateur.

Optez pour des compléments alimentaires naturels

En dépit d'une alimentation très saine et d'un rythme de vie que j'essaie de garder le plus stable possible, ma nature fragile me conduit facilement à des excès de fatigue et des carences. Je me suis donc tournée vers des compléments alimentaires naturels qui participent activement à me maintenir en forme tout au long de l'année.

La carence en fer est la plus rencontrée des malades de Crohn. C'est elle, en partie, qui est responsable de cette fatigue profonde contre laquelle j'ai livré une bataille compliquée. Ancienne inconditionnelle des comprimés de Tardyferon® – que je tolérais mal –, je fais désormais une à deux cures de spiruline par an pendant trois mois (quatre à six comprimés par jour ou une cuillerée à café de spiruline en poudre dans mes jus).

La spiruline est une micro-algue hyperconcentrée en fer végétal que j'assimile très bien malgré mes grandes difficultés d'absorption. En revanche, pour mettre toutes les chances de mon côté, j'ai complètement stoppé, depuis plusieurs années, la consommation de thé (blanc, noir et vert) car le fort pouvoir d'élimination de la théine empêche l'absorption du fer. Dans cette même optique, je consomme beaucoup de vitamine C (clémentines, oranges, etc., mais aussi compléments) qui concoure à augmenter l'absorption du fer, que je complète avec des cures de magnésium (400 mg par jour pendant un mois environ dès que j'en ressens le besoin, notamment l'hiver).

Car en plus d'être carencée en fer, je l'étais également en magnésium ; en fait, j'étais déminéralisée sévèrement depuis bien avant l'annonce de la maladie. Régimes express hyperprotéinés tous les quinze jours, alcool et sucre en excès et repas régulièrement sautés ont conduit à une malabsorption chronique de tous les nutriments, à commencer par le magnésium. D'autant que je ne consommais aucun aliment susceptible de me recharger (noisettes, cacao, amandes, noix de cajou, pain complet, graines de sésame, etc.). Aujourd'hui, bien nourrie, je continue mes cures de magnésium car mon rythme sportif assez soutenu m'en fait perdre très rapidement.

Optez pour des compléments alimentaires naturels

Enfin, en changeant votre alimentation, vous devriez rapidement en ressentir les bienfaits. Mais l'état souvent lamentable dans lequel nous sommes justifie parfois la prise de probiotiques. Rappelons qu'une mauvaise alimentation provoque beaucoup d'acidité dans le corps, irrite les intestins et les rend poreux. Nous abîmons sans le savoir notre flore intestinale. C'est avec l'aide d'une naturopathe que j'ai découvert les bénéfices précieux des probiotiques. J'en fais désormais deux cures par an dans le but de rendre mon système digestif le plus performant possible.

Je vous recommande de parler de tous ces compléments à votre médecin généraliste, à des professionnels compétents qui vous conseilleront plus spécifiquement sur leurs bienfaits dans le cadre d'une maladie inflammatoire.

Mettez de la couleur dans vos assiettes

Instagram est pour moi une source d'inspiration constante pour des recettes saines et simples à réaliser chez vous. Je m'en inspire chaque jour pour préparer mes jus ou mes salades. J'ai remarqué qu'en cuisinant ainsi, mes assiettes étaient beaucoup plus colorées et « vivantes » comparées à mes anciens plats tout faits, fades et sans saveur. Au-delà de leur aspect esthétique, ces aliments hyper colorés traduisent la présence d'anti oxydants : faites confiance aux fruits et aux légumes rouges, jaunes, bleus ou violets, riches en fibres, en vitamines et minéraux.

Et pour ceux qui aimeraient commencer par goûter ces recettes avant de les faire tout seuls, je recommande plusieurs adresses parisiennes de ce que l'on pourrait appeler des *fast-foods* sains : vous pourrez ensuite copier leurs plats, leurs salades ou leurs jus et même discuter avec les équipes sur place pour en apprendre davantage. Exki, Cojean, Le Café Pinson, Wild & The Moon, La Guinguette d'Angèle et Chez Simone sont des adresses révolutionnaires qui ont peu à peu réussi à s'imposer face aux plus grandes enseignes de restauration rapide. Antithèses de la malbouffe, ils gagnent du terrain et m'ont beaucoup aidée à assumer mes choix de vie. Je ne remercierai jamais assez tous les gens qui travaillent pour cette belle initiative et qui permettent à la « bonne bouffe » de se démocratiser d'année en année. Grâce à eux, je me sens accompagnée. Ce sont ces femmes et ces hommes qui, je peux le dire, ont changé ma vie en me réapprenant à manger. Ils ont été de vraies béquilles tout au long de mon parcours et j'ai l'impression de former avec eux une famille.

Wild & The Moon, mon adresse de référence

Merci à Wild & The Moon et à sa créatrice Emma Sawko, que j'ai eu la chance de croiser dans l'un de ses restaurants parisiens. Les jus qui sont servis là-bas sont tout simplement extraordinaires, tant par leurs goûts que par leurs bienfaits, grâce à la qualité des produits et les techniques ancestrales de leur cuisine (ce qui explique la note un peu salée). On pourrait presque parler de médecine tant ces produits ont un pouvoir énergisant et décrassant ! L'adresse idéale après un dîner trop riche ou trop arrosé…

Je m'inspire de leurs recettes à la maison en démarrant mes journées par un smoothie à base de lait d'amande (maison) auquel j'ajoute toujours de la banane, des myrtilles congelées, de l'huile de coco et du beurre d'amande. Mais je n'arrive jamais à égaler leur savoir-faire.

Foncez-y, j'y ai beaucoup appris !

Chaque jour, je me prépare des assiettes géantes de protéines végétales à l'image de celles du Café Pinson : artichaut, lentilles, riz complet, champignons et pois chiches. J'ai du mal à finir tellement c'est nourrissant ! Le tout accompagné d'un jus pressé à froid : pomme, carotte, gingembre et curcuma – deux puissants anti-inflammatoires que je consomme au quotidien.

Un déjeuner sain mais pas vegan, même si mon souhait est d'y arriver un jour. Aujourd'hui, je ne m'interdis ni œuf, ni poisson, ni viande si je connais leur provenance. En revanche, je ne les consomme plus quotidiennement mais plutôt deux à trois fois par semaine en gardant en tête le mantra du professeur Joyeux : « moins d'animal, plus de végétal ». Méfiez-vous des commerçants qui vous proposent des framboises et des fraises en plein mois de janvier. Respectez les saisons ! Il existe des calendriers pour ne plus se tromper. Et ce n'est pas réservé qu'aux fruits et légumes : même les poissons se consomment différemment selon les mois de l'année. Et ne vous méprenez pas, on donne aussi aux poissons des antibiotiques et des antifongiques... Soyez vigilants sur les modes d'élevage et de pêche (privilégiez la pêche à la ligne) et choisissez des poissons de votre région : ne consommez pas de thon rouge de l'océan Indien quand du bar de ligne ou des tourteaux et des araignées ont été pêchés tout près de chez vous. Il existe, comme pour le calendrier des fruits et légumes de saison, un calendrier de pêche pour les poissons – vous les trouverez sur de nombreux sites Internet. Demander du bar alors que c'est la saison du lieu jaune, c'est un peu comme acheter des cerises en plein mois de décembre. De même pour les fruits de mer, l'huître par exemple se déguste l'hiver et non l'été.

Les légumes et les fruits de saison que je consomme le plus

JANVIER : brocolis, betterave, chou de Bruxelles, chou-fleur, topinambour, salsifis, endive, oignon, épinard, betterave, cardon, courge, radis noir, salsifis, céleri blanc.

FÉVRIER : champignon, chou kale, chou rouge, panais, pomme de terre, poireau, radis, chou blanc, endive, navet.

MARS : pomme de terre, poireau, chou rouge, banane, ananas, carotte (légume star du mois de mars), endive, oseille, pomme, poire, radis noir.

AVRIL : artichaut, betterave, blette, asperge verte, asperge blanche, fenouil, épinard, cresson, chou-fleur, champignons de Paris, radis.

MAI : épinard, radis, asperge verte, asperge blanche, fenouil, kiwi, avocat, fraise, ail, chou-fleur, betterave.

JUIN : asperge blanche, asperge verte, artichaut, fraise, poivron, pomme de terre, radis, navet, rhubarbe, brocolis, laitue.

JUILLET : aubergine, brocolis, radis, melon, tomate, myrtille, framboise, pastèque, courgette, concombre, pêche, nectarine, citron, abricot, haricot vert.

AOÛT : blette, pomme de terre, poivron, tomate, concombre, betterave, carotte, cresson, épinard, brugnon, myrtille, groseille, figue, pêche.

SEPTEMBRE : artichaut, betterave, aubergine, poireau, fenouil, épinard, navet, courge, courgette, chou romanesco.

OCTOBRE : blette, carotte, céleri, châtaigne, chou rouge, chou vert frisé, citrouille, cresson, épinard, fenouil, figue, panais, potiron, potimarron, salsifis, topinambour.

NOVEMBRE : citrouille, panais, poireau, carotte, poire, courge butternut, pomme, chou blanc, céleri blanc, topinambour, cresson.

DÉCEMBRE : chou vert, courge, navet, oignon, ananas, potimarron, carotte, ail, navet, poireau, pomme de terre, endive.

Mes adresses healthy à Paris et sur la côte atlantique

CAFÉ PINSON « Marais », 6, rue du Forez, 75003 Paris.
CAFÉ PINSON « Poissonnière », 3, rue du Faubourg-Poissonnière, 75010 Paris.
SIMONE LEMON, 30, rue Le Peletier, 75009 Paris.
MAISIE CAFÉ, 32, rue du Mont-Thabor, 75001 Paris.
LORETTE (également bar à jus), 5, rue Notre-Dame-de-Lorette, 75009 Paris.
ABATTOIR VÉGÉTAL, 61, rue Ramey, 75018 Paris.
JUDY, The Good Life, 18, rue des Fleurus, 75006 Paris.

GREENHOUSE, 22, rue Crespin-du-Gast, 75011 Paris.
GOOD ORGANIC ONLY, 17, rue des Archives, 75004 Paris.
LA GUINGUETTE D'ANGÈLE, 34, rue Coquillère, 75001 Paris.
LIIFE, 33, rue des Petits-Carreaux, 75002 Paris.
YUMAN, 70, rue du Chevaleret, 75003 Paris.
Mes deux *fast-foods* sains : Cojean (24 restaurants à Paris) et Exki (8 restaurants dans Paris).

LE MANGO TREE, plage du parc Rosny, 40150 Hossegor.
BALI BOWLS, 18, place Clemenceau, 64200 Biarritz.
SUNSET BOWLS, zone de Pédebert, avenue des Charpentiers, 40150 Hossegor.
LA MAISON DU SARRASIN, 10, rue de l'Orme, 35400 Saint-Malo.

Lait de vache et gluten : faites le test avant de les supprimer

Certains produits peuvent être supprimés de notre alimentation parce qu'ils provoquent des désordres intestinaux voire, chez certains, de réelles intolérances. Pour ma part, je consommais du gluten dans des quantités quotidiennes affolantes sans le savoir (il se cache dans bon nombre de plats préparés) et l'arrêt total du gluten et des produits laitiers a été bénéfique. Je ne souffre pourtant ni de maladie cœliaque ni d'intolérance déclarée à ces produits. Néanmoins, en les supprimant chacun à leur tour de mon alimentation, j'ai rapidement constaté des résultats inespérés sur mon transit intestinal. Il existe de nombreuses alternatives à la farine de blé comme les farines de châtaigne, de quinoa ou de sarrasin.

La mode des régimes sans gluten agace et interroge. Nous, les Crohn, avons bien du mal à savoir où nous situer par rapport à elle… Je ne suis ni médecin ni nutritionniste, mais j'ai pu parler avec un grand nombre d'entre eux. De manière générale, pour ceux qui, comme moi, ne sont pas déclarés intolérants au gluten mais subissent des désordres en le consommant, c'est une question de quantité.

Comme il est présent dans le pain, les pâtes, les pâtisseries et les viennoiseries et que nous avons tendance à nous tourner vers ce type de nourriture plutôt que vers des légumes et des fruits, nous en consommons en trop grande quantité et avons du mal à le digérer. Nous faisons également une confusion entre les produits naturellement sans gluten, comme les fruits et les légumes, et les produits transformés qui indiquent la mention « sans gluten ». Certains peuvent penser que le fait d'acheter des plats tout prêts sans gluten ni lactose est plus sain.

Méfiez-vous donc de tous ces fameux rayons entiers bio et soi-disant diététiques qui essayent de vous endormir avec leurs packagings verts et leurs accroches pleines de promesses. Ce n'est pas parce que l'on peut y lire « sans gluten », « sans lactose » ou « biologique » que ceux-ci sont meilleurs pour la santé. Eux aussi sont très pauvres en nutriments. En outre, ils coûtent trois fois plus cher.

Le bio aussi a ses limites : ne croyez pas que vos fruits et légumes puissent être totalement privés de pesticides et de polluants ou que votre pizza bio surgelée sera hyper saine. C'est un peu comme mes copines qui pensent que le bio fait beaucoup moins grossir : il n'y a rien de plus faux. Changez de logique en apprenant à faire la part des choses et n'oubliez pas qu'un produit sous vide reste un produit sous vide. Et profitez-en pour apprendre à décrypter les étiquettes : stopper une alimentation dénaturée commence par se forcer à lire celles-ci pour comprendre la composition et tracer la provenance de vos aliments. Si nous arrêtions de fermer les yeux sur ce qu'il y a écrit sur les emballages, nous serions certainement plus vigilants.

Quant au lait de vache, que j'ai supprimé depuis de longues années, le professeur Joyeux explique de manière très claire qu'il n'est pas compatible avec l'alimentation de l'homme. J'ai remplacé le lait de vache par du lait d'amande ou de noisettes. Mais nous sommes tous différents face à la consommation de produits laitiers et de gluten. Nos systèmes immunitaires et nos microbiotes sont uniques et ils réagissent différemment, il n'y a pas de généralité possible. Le seul conseil est de faire des tests et d'écouter son corps.

Au fait, qu'est-ce que le lactose ?

Comme pour le gluten, la question du lactose déchaîne les passions et provoque des conflits sociaux d'une rare intensité. Le lactose, c'est tout simplement le sucre contenu dans le lait d'origine animale (vache, chèvre et brebis). On dit que les laits de chèvre et de brebis seraient plus digestes grâce à leur composition différente (moins de caséine et moins de facteurs de croissance en raison de la plus petite taille de l'animal), mais rien n'a encore été réellement prouvé.

Jeûnez raisonnablement

J'ai toujours consommé des jus en parallèle d'une alimentation solide normale. Dans le cadre d'un rythme de travail soutenu et de séances de sport régulières, une cure de jus me paraît bien trop drastique, tout comme la monodiète – qui peuvent être recommandées par un naturopathe. En vacances, vous serez plus disponible pour ce genre de pratique. Mais libre à chacun de se faire une opinion. Tout dépend de votre état d'esprit, de votre vitalité.

L'idée de ces cures de jus est de permettre un repos digestif de quelques jours et une détoxification générale de votre organisme. Je n'en fais quasiment jamais en temps normal, mais je m'en suis servi à plusieurs reprises pour préparer mes coloscopies. Une bonne alternative au Colopeg®, car nous savons tous qu'avaler plusieurs litres de cette boisson est une épreuve. Cette solution m'a permis de me nettoyer de manière naturelle, une semaine à l'avance. En buvant énormément d'eau, de tisanes et de jus, sans consommer rien d'autre, plus besoin d'avaler quatre litres de Colopeg®, un seul sachet suffit. C'est une bonne alternative naturelle, mais parlez-en à votre gastro-entérologue avant tout examen car peu d'entre eux sont favorables à ce genre de préparation : j'aurais pu être refusée au bloc opératoire si j'avais avoué ne pas avoir avalé la préparation dans son ensemble. Bizarrement, à chaque coloscopie, je suis la patiente dont on dit qu'elle a le colon le mieux nettoyé… Cela me fait toujours sourire.

Beaucoup de confusion règne autour de ce type de jeûne sous forme de cures de jus. Certains les envisagent pour perdre du poids – ils perdent leur temps –, d'autres pensent qu'ils sont sources de carences – c'est totalement faux si l'on limite la cure dans un temps très court –, quant aux patients qui sont déjà touchés par la maigreur, ces cures les effraient. Pourtant, le problème de fond de la perte de poids, c'est l'incapacité à assimiler correctement la nourriture. C'est l'inflammation de nos intestins qui conduit à une mauvaise digestion et surtout à une malabsorption intestinale. Or, le but de ces cures est de calmer cette inflammation, de combler les carences en micro-éléments. Ce nettoyage général permet de repartir sur de bonnes bases pour enfin digérer et être nourri. On s'indigne beaucoup de ce type de pratiques, mais consommer de la *junk-food* chez les géants de la malbouffe n'inquiète personne…

Enfin, dans le cadre d'un voyage de plusieurs heures, pour des vols long-courriers, je recommande vivement le jeûne. Je sais qu'il est très désagréable de sauter un repas et je ne le pratique que dans des situations urgentes, mais il vaut mieux se priver quelques heures de plus et avoir faim plutôt qu'avaler n'importe quoi. Nous sommes encore bien loin d'une révolution *healthy* dans les gares et les aéroports : entre donuts et paninis, bonbons, gâteaux et sodas des distributeurs, on ne sait que choisir ! En outre, dans un train ou un avion, on ne dépense pas beaucoup d'énergie et il est possible de tenir raisonnablement sur ses réserves.

Avant, je me faisais régulièrement avoir et je finissais par craquer en ayant mal au ventre tout le trajet. Désormais, je ne voyage jamais sans mes noix et ma bouteille d'eau. Si j'ai le temps avant de voyager, je prépare un bon sandwich maison afin de ne pas me sentir complètement frustrée ni en décalage avec les autres voyageurs. C'est aussi l'occasion idéale pour avoir recours aux fameuses *energy balls*.

Ne vous trompez pas de boisson !

Sirops, sodas, eaux aromatisées, thés glacés industriels… tout est fait pour proposer des alternatives à l'eau et nous détourner de ce dont nous avons le plus besoin. Petite, le thé glacé industriel ou les jus d'orange industriels à l'eau étaient des boissons phares à la maison car considérées comme plus saines que les sodas gazeux. En réalité, ces gestes sont à bannir et la consommation de toutes ces boissons doit rester occasionnelle. Nous n'avons besoin que d'une seule boisson : l'eau.

Je profite des week-ends ou de mes vacances pour faire infuser du thym, de la menthe ou du gingembre dans de l'eau : ça donne du goût et je peux ainsi profiter de boissons hyperminéralisées. Ajoutez des fruits, des épices et des herbes à votre guise et vous deviendrez des adeptes de la détox ! Pas d'excuse, il ne faut que cinq minutes de préparation et quelques heures au réfrigérateur. Et si vous voulez des idées de recettes adaptées, je vous recommande *Tisanes et tonifiants naturels*[1].

Je reste un peu sceptique sur les eaux de coco que l'on trouve en briques cartonnées dans nos supermarchés. Certains profitent de la vague *healthy lifestyle* pour nous vendre du rêve, mais sans doute pas beaucoup de potassium… Je ne fais confiance qu'à celle de Wild & The Moon, Coco Crush, car elle n'a pas subi de pasteurisation, elle est sans conservateurs ni additifs.

Le kéfir est une boisson miracle ancestrale pleine de bonnes choses pour nos ventres : composée de levures et de bactéries, elle joue le rôle de probiotiques, aide à nettoyer les intestins, favorise le transit et renforce l'immunité. Le trio gagnant pour Crohn ! Bourré d'oligo-éléments, de vitamines et de minéraux assimilables, le kéfir prend soin de notre flore intestinale

Le jus frais, ma passion

Mon histoire d'amour avec le jus a commencé vers l'âge de quatre ans et tout le monde autour de moi pourra vous le confirmer. Quand ma nounou me donnait du jus au biberon, j'aimais tellement

1. Éditions Marabout, Paris, 2016.

ça que je l'avalais cul sec avant d'en redemander un autre. Et comme j'étais très sage et qu'elle m'aimait un peu trop, elle n'hésitait pas à m'en donner encore et encore ! J'ai bu des jus matin, midi et soir, cinq à dix verres par jour, de quatre à dix-huit ans. Jus d'orange, multifruits, Passion, pomme, banane… une vraie drogue dont je ne pouvais me passer.

En changeant d'alimentation, je savais très bien qu'il fallait arrêter, car ces jus en apparence 100 % fruits n'avaient en réalité rien à m'apporter si ce n'est une quantité démesurée de fructose. Là encore, je faisais fausse route en pensant que jus d'orange équivalait à boisson santé. Ils sont très pauvres en vitamines et minéraux, n'apportent ni fibres ni antioxydants. Que du sucre. Une catastrophe. Guère mieux qu'un soda.

C'est en poussant la porte d'un des premiers bars à jus à Paris que j'ai compris qu'il y avait un moyen de ne pas y renoncer : remplacer les jus industriels par de vrais jus de légumes et de fruits bio, faits maison et pressés à froid. Depuis, je fais des jus tous les jours et craque régulièrement dans mes bars à jus favoris ! J'ai investi dans un blender hyperpro et un extracteur de jus. Bien entretenus, ils sont partis pour durer au moins dix ans.

Les jus sont le meilleur moyen de consommer cru et donc de préserver les enzymes sans détruire les nutriments. Bien sûr, le choix des produits est capital pour que le jus ait un réel intérêt nutritionnel.

On oublie souvent que digérer est un long processus qui nous fait dépenser une énergie considérable. Quand tout va bien. Avec Crohn, nous avons encore beaucoup plus de mal à digérer et à assimiler convenablement. Lorsque j'étais très enflammée au début de la maladie, les cures de jus m'ont fait un bien fou. Consommer liquide me permettait de laisser mes organes tranquilles. J'ai retrouvé mes forces en grande partie grâce à mes jus frais.

Mes adresses de bars à jus

JUICE LAB Paris, 2, rue de Béarn, 75003 Paris.
JUICERIE, 2, rue de la Michodière, 75002 Paris.
JUICE IT, 8, rue de la Vrillière, 75001 Paris.
C'JUICE, 21, rue du Dragon, 75006 Paris.
GOOD ORGANIC ONLY, 17, rue des Archives, 75004 Paris.
YUMI, 27, rue du Château-d'Eau, 75010 Paris.
OTIUM, 56, rue de La Rochefoucauld, 75009 Paris.
NIUJU, 2/4 boulevard Victor-Hugo, 64500 Saint-Jean-de-Luz (livraison de jus sur toute la côte basque).

Ancienne accro au sucre et aux jus industriels, les jus maison sont pour moi une vraie source de réconfort et de bien-être. Car même très verts, l'idée de boire du jus est déjà gourmande. Elle nous console tout en étant réellement efficace. Je ne peux plus m'en passer.

Boire un jus frais bourré de vitamines et d'antioxydants est mon premier geste au réveil. Il relance mon organisme et l'aide à se fortifier de jour en jour.

Enfin, les cures de jus vous aideront simplement à consommer davantage de fruits, de légumes, d'herbes et d'épices, sources de vitamines et de minéraux. Le gingembre et le curcuma, par exemple, sont deux épices formidables pour soigner nos blessures. Incorporés dans nos jus quotidiens, ils sont de vraies mines d'or pour lutter contre l'inflammation et deviennent de puissants alliés contre la maladie.

En période de crise, les indispensables

Quand la maladie me clouait au lit, ma mère a cherché à me redonner des forces et à reprendre du poids sans contrarier mes intestins très enflammés. Depuis, les soupes et les compotes maison sont restées dans mes habitudes. Simples et efficaces, les soupes m'aident à traverser l'hiver et à ne pas trop me gaver avant d'aller dormir. Une sorte de petit jeûne qui met au repos mes intestins et m'apporte tout ce dont j'ai besoin : une alimentation de qualité en petites quantités est bien meilleure que de grandes assiettes de mauvaise nourriture. Les compotes, elles, sont idéales le matin ou au goûter avec des noix.

La soupe maman

Ingrédients :
8 carottes
2 petites patates douces
1 morceau de gingembre
1 bouquet de coriandre
1 courgette

Préparation :
Éplucher les légumes et les couper en petits morceaux, les faire cuire pendant une heure dans un bouillon de légumes bio. Les passer au mixeur en ajoutant la coriandre et le gingembre. Ne pas conserver plus de quatre jours au réfrigérateur.

La compote maman

Choisir des pommes de qualité (les miennes venaient du jardin de ma grand-mère, un vrai

luxe). Éviter les granny-smith, les goldens et les Pink Lady qui sont difficiles à faire cuire.
Éplucher les pommes et les couper en petits morceaux. Les mettre à cuire dans une casserole avec un bâton de cannelle (anti-inflammatoire) et deux verres d'eau pendant 20 minutes. Laisser refroidir. Ne pas conserver plus de trois jours au réfrigérateur.

Limitez l'alcool au maximum

Inutile de vous dire que j'ai diminué de plus de moitié ma consommation d'alcool. Celle-ci est redevenue occasionnelle, même si les dérapages entre dix-huit et vingt-quatre ans ont été fréquents. Plus je vieillis, plus ça s'améliore et plus mes copains, d'ailleurs, ont du mal à se remettre de leurs soirées un peu trop arrosées (je cache ma joie).

Trouver un équilibre à ce niveau-là fait partie des changements les plus compliqués. Car boire trop, surtout quand on est jeune, semble normal. Je participe régulièrement à des enterrements de vie de garçons et de jeunes filles (largement connus sous l'acronyme EVG/EVJF) qui s'apparentent davantage à des beuveries de soixante-douze heures qu'à des préparatifs de mariage – comme si l'idée de s'unir à la personne qu'on aime était le début de la fin et qu'il fallait prendre une cuite monumentale pour se souhaiter « bon courage », à l'aube de ce qui devrait s'apparenter à la plus belle période qui soit. Ma génération pense et vit comme cela, planquée derrière des verres de whisky. Quand j'y pense, c'est d'une tristesse infinie.

Sachant que les alcools forts me sont aujourd'hui interdits – même si je cherche encore à dépasser mes limites et en paie le prix fort –, je me tourne vers des alcools beaucoup plus doux quand je sors.

On m'avait conseillé de boire du jus de tomate à l'apéro j'ai essayé deux fois, mais ce n'est vraiment pas pour moi. Mais si vous arrivez à vous passer totalement d'alcool tout en passant une bonne soirée, c'est évidemment le meilleur conseil à suivre.

Pour les autres, il reste le cidre bio brut qui peut facilement remplacer le champagne dans une coupe, ou la bière, que je continue à m'autoriser même si elle reste compliquée à digérer. Préférez bien sûr une bière bio, locale, issue d'un circuit court plutôt que la fameuse bouteille verte qui se boit sans fin et vous garantit des crampes abdominales et des reflux gastriques (attention, la bière contient du gluten). Évidemment, la bière de qualité coûte plus cher, mais comme pour tous les aliments son goût plus riche vous donnera envie de la savourer tranquillement tandis qu'une bière bas de gamme se boit sans véritable plaisir. Tout est une question de contexte : apprenez à savourer un verre d'alcool.

Pour le vin, misez bien entendu sur un bon verre de rouge d'origine biologique plutôt que du vin blanc ou du rosé bas de gamme.

Attention, loin de moi l'envie de vous inciter à boire plutôt que d'arrêter. L'alcool est un irritant, il vaut mieux l'évincer totalement… mais je suis réaliste et française, donc pas d'hypocrisie à ce sujet.

Les aliments stars (garantis sans effets secondaires)

Alcanisez votre corps

Après des années de malbouffe, il m'a fallu rétablir mon équilibre acido-basique, véritable clé de mon nouvel état. L'organisme doit pallier quotidiennement une augmentation du taux d'acidité provoquée par le stress et la digestion des aliments : les poumons et les reins filtrent l'acidité du sang, tandis que le foie permet l'élimination des acides forts, surtout ceux provenant des protéines animales. Un excès d'acidité perturbe le corps et épuise les réserves minérales de l'organisme, ce qui affecte l'ensemble du système nerveux ainsi que les os, la peau, les ongles, etc.

Arrêtez d'acidifier votre corps avec des excès alimentaires type crème glacée, gâteaux sucrés industriels, pizzas surgelées, etc. Ces produits industriels transformés acidifient votre organisme et conduisent à l'inflammation. Privilégiez les aliments qui alcalinisent le corps comme la banane, la figue ou l'avocat. L'idée est de maintenir un pH en équilibre, ni trop acide ni trop alcalin.

Les prébiotiques

Composés de fibres alimentaires qui nourrissent les bonnes bactéries dans vos intestins, les aliments prébiotiques les aident à produire les nutriments nécessaires aux cellules de votre côlon pour un système digestif en meilleure santé. Vous trouverez ces fibres dans l'artichaut, les oignons, les poireaux mais aussi le curcuma et le cacao.

La betterave

La betterave devrait être recommandée à tous les sportifs tant elle contient de fer. Si comme moi, vous ne la supportiez pas enfant, laissez-vous tenter à nouveau et essayez-la en « jus digestif », son pouvoir est étonnant et son goût intéressant.

L'aloe vera

Je l'utilisais déjà pour calmer les coups de soleil ou cicatriser un bouton quand j'ai appris que ses feuilles en jus étaient véritablement efficaces pour lutter contre les ulcérations. Elles sont recommandées en naturopathie pour la maladie de Crohn. Il m'arrive donc d'en ajouter dans mes jus, d'autant qu'elles soutiennent le système immunitaire. De façon générale, je me suis peu à peu servie d'huiles et de plantes que j'appliquais seulement sur ma peau comme de véritables aliments.

Les algues

La Malouine que je suis se doit de mettre en avant les algues car, bien qu'on s'en méfie encore pas mal, elles peuvent servir à bien autre chose qu'à décorer vos plats de fruits de mer. Très loin des sushis industriels – qui ne sont pas loin, contrairement à ce que l'on a tendance à penser, d'être considérés comme de la malbouffe, avec leurs sauces sucrées et leurs poissons crus chargés d'antibiotiques –, la laitue de mer, la spiruline, la nori, le haricot de mer, le wakamé ou le kombu royal sont de super légumes marins.

Le tartare d'algues sauvages de Bretagne récoltées pendant les grandes marées est chargé en iode, très riche en protéines, en fibres et en oligo-éléments. Elles sont moins connues mais aussi intéressantes que les huîtres !

Vous pouvez conserver en pot les algues deux à trois semaines (après les avoir dessalées, bien sûr) et les déguster en tartines sur du pain de sarrasin. De nombreux ouvrages s'intéressent de près à la cuisine aux algues, comme *La Cuisine aux algues*[1] de Pierrick Leroux.

Le charbon végétal

Le charbon végétal résulte de la combustion à très haute température de résidus végétaux tels que les coques de noix de coco, le bois et les noyaux d'olives. Il fonctionne comme une éponge et absorbe naturellement les toxines, le gaz et les acides afin de les évacuer de notre corps. Véritable bouclier pour nos cellules, il a été scientifiquement prouvé que le charbon végétal a une action sur les additifs alimentaires, les métaux lourds, les résidus de pesticides et nous aide à nous débarrasser de

1. Éditions Gisserot, Paris, 2014.

substances chimiques qu'on retrouve dans l'alimentation moderne ou les légumes et les fruits traités non bio. Enfin, c'est un agent reconnu dans la lutte contre les bactéries indésirables dans l'intestin.

Le gingembre

Par définition, j'étais convaincue que les épices m'étaient interdites : tout ce qui piquait ou était fort n'était pas bon pour moi. Je me méfiais même du citron, que j'associais, en raison de son goût acide, à un produit acidifiant pour l'organisme et donc indigeste voire créateur d'ulcérations. Pourtant, les produits acidifiants et indigestes sont plutôt les viennoiseries et les pâtisseries si douces et innocentes en bouche…

Le gingembre, au contraire, est un super aliment qui m'a énormément aidée. C'est l'ingrédient idéal pour stimuler votre système digestif ; il aide à absorber les nutriments, les gaz et les toxines que le microbiote intestinal sécrète. En outre, il calme les vomissements grâce à son pouvoir anti-inflammatoire. Bref, je vous le recommande mille fois. Il fait aujourd'hui partie intégrante de mon régime alimentaire et je l'intègre dans tous mes jus, mixé avec d'autres légumes, quand je ne le prends pas pur, directement, en *shot*. Il m'arrive même d'en croquer un morceau au réveil (pour les plus téméraires, seulement) !

Les herbes

Celles que j'ai longtemps prises pour un accessoire de déco sur des plats gastronomiques sont en réalité une véritable mine d'or et font aujourd'hui partie intégrante de ma routine alimentaire.

Aneth, ciboulette, coriandre, persil, cerfeuil, menthe, basilic… toutes ces herbes sont idéales pour favoriser la digestion et lutter contre les mauvaises bactéries. Je les ajoute à toutes mes salades fraîches.

Le fenouil et le thym

Plutôt que de consommer des médicaments à base de fenouil ou de thym, utilisez directement la plante ! Toutes deux sont mes alliées digestions, idéales après des excès de malbouffe ou d'alcool à consommer en infusion ou décoction.

Le fenouil est largement reconnu pour stimuler et améliorer le transit intestinal, traiter les troubles digestifs et lutter contre la dyspepsie (troubles digestifs fonctionnels), le manque d'appétit ou l'aérophagie, et stimuler nos muscles du côlon. Il faut profiter de ses bénéfices !

Le thym est utilisé depuis des millénaires pour ses multiples vertus et surtout pour lutter contre les désordres intestinaux. Il réduit les ballonnements, favorise la digestion et stimule l'appétit – souvent perdu dans une maladie de Crohn. Je l'utilise surtout pour me libérer des mauvaises toxines : les virus, les champignons, les infections urinaires, etc. L'efficacité antibactérienne du thym est également connue dans la lutte contre l'*Helicobacter pylori*, une bactérie souvent liée aux ulcères de l'estomac.

Je le consomme en infusion à raison de trois à quatre tasses par jour maximum.

Le chocolat

Le vrai, le bon, le chocolat noir à 90 % de cacao cru, est un super aliment antioxydant qui regorge de magnésium, de fer, de phosphore, de zinc et de cuivre. J'en croque un à deux carrés par jour au goûter avec une poignée de noix et un fruit avant ma séance de sport.

Les tisanes

Comme je ne sais pas encore faire mes tisanes maison (ça viendra !), j'achète des tisanes ciblées pour la digestion dans les magasins spécialisés : fenouil, chicorée, anis, réglisse. J'en bois tout au long de la journée (en plus de l'eau mais pas plus de quatre par jour), ce qui m'a permis d'arrêter plus facilement les sodas. C'est aussi le meilleur moyen de couper une envie de sucre, car la sensation de faim cache souvent le besoin de boire.

Mes boissons saines et rafraîchissantes préférées, à emporter partout, sont les tisanes glacées bio In/Fusion, made in France, ainsi que de l'eau de pastèque What a Melon du même distributeur. Ces boissons saines, nouvelle génération, se trouvent enfin dans des enseignes de grande distribution. Un détail pour certains, mais une immense victoire pour moi.

Les noix

Amandes, noix de cajou, cerneaux de noix et noisettes : les noix sont vite devenues mes alliées les plus précieuses dans mon changement d'alimentation. J'en ai toujours dans mon sac en cas d'imprévu alimentaire ou de fringale. Elles sont nourrissantes et idéales avant une séance de sport. J'en achète également en purée, ce qui me permet de troquer mes anciennes tartines de pain de mie blanc avec de la pâte à tartiner au chocolat contre des tartines de pain de sarrasin bio avec de la purée d'amandes ou de noisettes !

Les légumineuses

Les lentilles, les pois chiches et les fèves sont sources de bonnes protéines : l'idéal pour remplacer la viande.

L'avocat

Je mets de l'avocat partout ! En voyage, c'est un fruit facile à trouver et à préparer. Pas étonnant que les *avocado toast* connaissent un tel succès (tartines avec de l'avocat). Son pouvoir rassasiant en fait une arme secrète dans les situations un peu délicates : avec quelques noix de cajou, du curcuma et quelques gouttes de citron, il peut facilement remplacer un petit déjeuner industriel ou un apéro à base de mauvaises chips.

Les sardines

Petite astuce quand vous passez quelques jours loin de chez vous : une boîte de sardines se trouve n'importe où et elle est idéale pour vous dépanner et vous apporter de superbes nutriments !

Pour finir

Mettez partout du curcuma pour ses vertus anti-inflammatoires, variez les huiles végétales (olive, lin, argan et avocat) qui sont une source d'acides gras exceptionnelle, et abusez des graines (chia, courge et lin) dans vos jus et salades ! Enfin, misez sur tout ce qui est vert : brocolis, choux, blette, épinard, roquette, fenouil, basilic, coriandre, persil, kale… vous ne serez jamais déçu.

Mes menus types

Adolescente, je me passais souvent de petit déjeuner pour dormir plus avant d'aller en cours, du coup, je finissais généralement par craquer sur un paquet de gâteaux et un soda au distributeur à la pause de 11 heures. Mon déjeuner, pris sur le pouce en moins d'une heure, se composait de nourriture grasse, et quand je rentrais le soir, mes parents me préparaient des pâtes à la crème ou des recettes franchement indigestes en pensant me faire plaisir et m'aider à « relâcher la pression ». J'allais me coucher en ayant beaucoup trop mangé, l'estomac lourd (après le dîner, on s'apprête à dormir près de huit heures, pas à courir un marathon...) et me réveillais fatiguée le lendemain donc incapable de me lever de bonne heure. Le cercle vicieux.

Dorénavant j'applique le dicton plein de bon sens qui est l'opposé exact de mon ancienne routine : « Un petit déjeuner de roi, un déjeuner de prince, un dîner de pauvre. »

Gros petit déjeuner

Des tartines de pain bio sans gluten (pain de sarrasin, par exemple) avec de la purée d'amandes, de noisettes ou de noix en tartines ; un jus de fruits bio fait maison type pomme/carotte/gingembre ; un pamplemousse et un kiwi ; un œuf.

En-cas de 11 heures (si besoin)

Une poignée de noix et une tisane au thym.

Déjeuner

Des lentilles, des brocolis, des patates douces, des carottes et des courgettes cuits à la vapeur avec quelques cerneaux de noix et une salade fraîche type roquette assaisonnée d'huile vierge bio de noix, d'olive ou de lin en accompagnement.

Goûter

Un fruit frais et bio de saison avec une poignée d'amandes et/ou de noisettes ou deux à trois *energy balls*.

Dîner léger

Une soupe de légumes maison (type carotte/patate douce/oignon/chou kale/gingembre) ou une salade fraîche avec des légumes de saison.

Faites-vous du bien !

Massez-vous

L'auto-massage du ventre apaise et calme les douleurs, et permet de faciliter la digestion. Une source de chaleur comme une bouillotte a les mêmes vertus et aide en outre à éliminer les toxines. Le massage de mon ventre (dans le sens des aiguilles d'une montre) apaisait aussi mes crises de vomissements.

Écrivez

Tenir un journal de bord peut être une aide précieuse. Faites la liste de vos symptômes, racontez leur intensité, leurs variations. Commencez à écrire de manière détaillée tout ce que vous consommez dans une journée, même une boisson. Cela vous permettra d'identifier plus facilement ce qui vous fait du bien ou pas. Hyper efficace pour savoir si vous avez réellement besoin d'évincer le gluten de votre régime, par exemple. Et si vous êtes sujet à des fringales sucrées ou de mauvaises habitudes comme c'était mon cas (passage quotidien à la boulangerie au moment du goûter), écrivez noir sur blanc même ce qui peut vous sembler un peu honteux : ce carnet est personnel, vous n'avez aucune raison de vous mentir. Cela vous permettra de prendre de la distance et peut-être de déclencher un électrochoc, une prise de conscience sur la manière dont vous vous nourrissez au quotidien. Attention à ne pas devenir obsessionnel, il est juste question de dresser des petits bilans pour vous aider à aller mieux, pas de vous punir ni de vous culpabiliser.

Soignez votre sommeil

Dormir suffisamment et selon un rythme régulier joue un rôle clé dans votre digestion. Couchez-vous tôt, après un dîner léger (et sans passer deux heures derrière votre écran de smartphone une fois au lit). Le changement d'alimentation et la pratique du sport devraient vous y conduire tout naturellement. Le sport est mon meilleur somnifère : il faisait taire mes angoisses nocturnes à propos de la maladie.

Boycottez la cigarette

Facile à dire… mais indispensable, je ne vous apprends rien ici. Si ça peut vous aider, imaginez un mégot brûlant sur la paume de votre main pour vous rappeler ce que cela entraîne sur les ulcérations. Une bonne alimentation, du sport et du sommeil amélioreront la qualité de votre peau et de vos cheveux : ne gâchez pas tout avec le tabac.

Mastiquez

Je vois de plus en plus de gens engloutir un sandwich en marchant dans la rue… et pourtant. On a tendance à l'oublier, mais la mastication, première phase de la digestion, est capitale. Sans elle, nos chances d'assimiler la nourriture correctement sont bien plus faibles, surtout s'il s'agit d'une alimentation vivante qui comprend des produits crus, des fibres et des graines qui demandent de mâcher davantage pour profiter de leurs bienfaits. Rappelez-vous que le tube digestif commence dès la bouche.

Trouvez votre équilibre

Compensez les excès. Vous êtes sorti tard et vous avez profité de la soirée en buvant de l'alcool et en mangeant mal et trop gras ? Vous voilà barbouillé au réveil et vous avez mal à l'estomac… Faites *light* jusqu'au lendemain pour mettre au repos vos intestins malmenés. Buvez des tisanes, des jus de légumes – plutôt que de fruits – et ne mangez pas si vous n'avez pas faim : votre corps a besoin de repos avant tout.

Choisissez un médecin en qui vous avez confiance

L'annonce de la maladie est souvent vécue brutalement. Il faut s'armer de courage dès le départ. Passé ce moment difficile, la suite doit se faire dans les meilleures conditions possibles, c'est-à-dire que vous devez pouvoir tout dire à votre médecin sans avoir peur de son jugement. Vous devez vous sentir écouté et compris. Sans cet échange, vous aurez du mal à trouver la motivation nécessaire pour aller mieux.

Entourez-vous de nature et d'animaux

Ce conseil peut sembler un peu niais mais les animaux envoient des ondes positives, de l'énergie. Ils ont un pouvoir rassurant, calmant et sont sources de réconfort. Je me souviens du chat d'un ami qui venait systématiquement se coucher et ronronner sur mon ventre sans bouger pendant des heures. Les animaux captent des choses invisibles pour l'homme et ont un instinct très puissant. Quant à la nature, elle permet de se ressourcer, de respirer et de se retrouver en tête à tête avec soi-même. L'air, la mer et la terre sont des éléments indispensables à notre équilibre. Dès que vous le pouvez, marchez pieds nus dans l'herbe ou le sable, changez d'air, baignez-vous si le temps le permet.

Les bénéfices du yoga dans la maladie de Crohn

De nombreuses recherches et témoignages, notamment dans la littérature scientifique américaine et la presse spécialisée, rapportent les bienfaits de la pratique du yoga sur les personnes atteintes de la maladie de Crohn et du syndrome du côlon irritable.

Le yoga, grâce à son action directe sur la digestion et le stress, peut vous aider à adoucir votre quotidien en travaillant de façon consciente sur la respiration. En outre, prendre soin de soi activement participe pleinement de la guérison ; le yoga comme la méditation et une bonne hygiène de vie peuvent vraiment vous aider dans les moments difficiles.

Les exercices de respiration et les *asanas* (postures de yoga) que je vous propose ici sont simples et efficaces. Je les ai sélectionnés pour leur effet calmant sur le mental et leurs bénéfices sur le système digestif. Ils constituent une routine facile à intégrer dans votre quotidien et garantissent des effets jour après jour.

Techniques de respiration et de relaxation

Le contrôle du souffle, *pranayama*, est probablement la façon la meilleure et la plus rapide pour retrouver votre calme intérieur en seulement quelques minutes.

Observation du souffle pour un ventre sans tensions

Pour vous sensibiliser au *pranayama*, surtout si vous êtes débutant(e), prenez déjà quelques instants pour observer votre souffle.

Cette technique est idéale pour faire une coupure dans votre journée de travail ou en rentrant chez vous. Elle permet de décompresser ou d'endiguer la montée d'une crise.

Technique : Trouvez un endroit calme, chez vous, et coupez le téléphone. Allongez-vous sur le dos puis placez une main sur le cœur et l'autre sur le ventre, en dessous du nombril.

Si vous êtes à l'extérieur, faites-le assis(e), même sans poser les mains.

Prenez quelques minutes pour observer comment vous respirez, observez le chemin du souffle dans la poitrine, le ventre. Voyez si le souffle circule ou pas, si vous sentez des parties de votre ventre contractées à gauche ou à droite, sous les côtes ou au niveau des intestins, si votre gorge est serrée, vos mâchoires contractées.

Faites un check-up de toutes les parties de votre ventre, de votre poitrine, de votre bouche, même de votre dos et des tensions que vous pouvez observer, et, progressivement, déplacez le souffle dans ces zones de tension pour pouvoir les relâcher, notamment en allongeant vos expirs, toujours par le nez.

Par cette attention consciente au souffle à l'intérieur du corps, vous décontractez les muscles du ventre, favorisez la digestion et la fonction des organes en libérant les muscles contractés qui les entourent.

Vous avez aussi une action directe sur le stress en agissant sur les neurones de votre ventre. Vous savez sûrement que le ventre est notre deuxième cerveau et que, littéralement, le stress « nous noue le ventre ». Dans le cas de la maladie de Crohn, c'est comme si les neurones étaient toujours en alerte et l'état d'inflammation permanent.

Respiration yogique en trois temps (*dirgha pranayama*)

Cette respiration calmante active la réponse relaxante du système para-sympathique et apaise l'état de stress associé aux crises en plus de masser en douceur le système digestif et les organes abdominaux.

Cette respiration qui se fait uniquement par le nez vise à utiliser toute la capacité pulmonaire. Plus vous la pratiquerez, plus elle vous semblera naturelle et vous aidera au quotidien.

Si vous le souhaitez, vous pouvez poser une intention pour votre pratique afin de diriger votre attention et votre énergie et rester concentré. C'est aussi une façon de rentrer en soi, de faire un point sur sa situation actuelle, physique, mentale et émotionnelle, et de voir de quoi vous avez besoin au moment présent : relâcher des tensions ou retrouver un peu plus de calme ou de courage.

Technique : Allongé(e) toujours (avec un peu de pratique vous pourrez le faire assis(e) à votre bureau ou sur un banc dans un parc), placez vos mains sur le ventre en dessous du nombril et gonflez-le lentement et profondément comme un ballon et dégonflez-le lentement et profondément en ramenant le nombril vers la colonne vertébrale pour le vider complètement (respiration abdominale).

Placez ensuite vos mains sur vos côtes, sous la poitrine, et respirez en gonflant la poitrine profondément. Expirez toujours par le nez en sentant la cage thoracique se vider, les côtes se rapprocher (respiration thoracique).

Maintenant, placez vos mains sous les clavicules, sous la gorge, et respirez profondément puis expirez de la même façon (respiration claviculaire).

Dirgha pranayama consiste à respirer progressivement par le ventre, la poitrine et la gorge, à l'inspir, puis par la gorge, la poitrine et le ventre, à l'expir, comme des vagues successives (ou comme un vase qu'on remplirait de bas en haut et viderait de haut en bas).

Postures (*asanas*)

Ces postures ont été choisies pour leurs effets bénéfiques sur les symptômes associés à la maladie de Crohn. Elles vous apporteront réconfort et sérénité et permettront de réduire le stress dès la première séance.

Elles sont accessibles à tous et toutes, quels que soient votre âge et vos symptômes, même si vous n'avez jamais pratiqué de yoga.

La séquence qui vous est proposée peut même être faite dans votre lit, au coucher ou au lever, ou à tout autre moment de la journée.

Libre à vous, en fonction du temps dont vous disposez, de garder les postures dix respirations ou plus, jusqu'à cinq minutes maximum (utilisez un réveil ou le minuteur de votre téléphone si besoin). Choisissez celles qui vous conviennent le mieux en fonction de la nature de vos symptômes.

La séquence proposée suit un enchaînement logique, mais vous pouvez laisser de côté une ou deux postures ou choisir de privilégier les exercices de respiration plutôt que les *asanas* selon les jours. À vous de trouver votre propre routine !

Les premières postures sont des postures de yoga classiques d'étirement et de relaxation qui agissent sur les organes, les méridiens d'énergie (comme en acupuncture et médecine chinoise) et les tissus conjonctifs qui les entourent. Elles sont gardées immobiles pour une durée de trois à cinq minutes, voire dix minutes dans certains cas pour un effet maximal.

Pratiquer ces postures de façon *yin*, c'est-à-dire immobile pendant une longue période, sera particulièrement bénéfique pendant les crises et les épisodes aigus et en cas de stress. Le *yin* est un yoga très efficace pour juguler le stress et modifier – voire inverser – les réponses physiologiques habituelles du stress dans l'organisme. Il réduit significativement le niveau de cortisol (hormone du stress) et contribue à réduire l'état inflammatoire chronique associé aux symptômes.

Plus vous serez régulier dans votre pratique, plus vous en tirerez les bénéfices. Enfin, plus vous respirerez avec attention, plus vous travaillerez les tissus en profondeur, au niveau cellulaire. Quinze à vingt minutes de pratique par jour peuvent suffire à vous changer la vie !

Savasanah

Allongé(e) sur le dos, bras le long du corps, paumes de mains ouvertes vers le ciel, jambes écartées.

C'est la posture de relaxation typique à la fin d'une pratique de yoga, l'une des meilleures postures pour se relaxer en cas de fatigue et de stress. C'est aussi la position idéale pour commencer les exercices de respiration. Profitez-en pour respirer profondément en relaxant chacune des parties de votre corps des orteils aux cheveux et en insistant sur les zones de tensions dans le ventre, les épaules et le visage.

Dix respirations ou plus longtemps si vous en éprouvez le besoin.

Variante : *supta baddha konasana*, posture de l'angle lié.

Depuis *savasanah*, pliez les jambes et placez les plantes de pied l'une contre l'autre, plus ou moins proches des fesses. Idéal pour digérer, relâcher les tensions du ventre, surtout au niveau intestinal. Cette posture aide efficacement à l'endormissement.

Apanasana, posture des vents

Depuis *savasanah*, ramenez les jambes ensemble, pliez la jambe droite, ramenez le genou à la poitrine en le maintenant avec vos mains. Respirez tranquillement dix respirations. Puis relâchez la jambe droite et faites la même chose à gauche sur dix respirations.

Cette posture est efficace sur la digestion (notamment l'élimination). À droite, la compression cuisse/ventre activera les organes d'assimilation du système digestif, à gauche, les organes de transformation et d'élimination. Si vous avez des problèmes de ballonnements, elle vous soulagera efficacement.

Jathara parivartanasana, torsion couchée

Toujours sur le dos, ouvrez les bras sur les côtés à hauteur des épaules, ramenez les jambes ensemble, pliez-les pour ramener les genoux à la poitrine, puis laissez-les tomber vers la droite tandis que vous regardez vers la gauche. Cinq ou dix respirations.

Sur la dernière expire, ramenez les genoux à la poitrine et faites la même chose de l'autre côté. Cinq ou dix respirations.

Les torsions au yoga ont un effet puissant sur la digestion et l'élimination. Elles permettent d'« essorer » les organes et les tissus qui les entourent pour les désengorger et y relancer la circulation. Particulièrement efficaces en cas de transit lent ou d'indigestion, elles sont à éviter en cas de diarrhée.

Ardha bhujangasana, posture du sphinx

Mettez-vous sur le ventre puis placez les bras devant vous, pliés, parallèles, mains à plat, buste relevé, bassin dans le sol, comme le sphinx d'Égypte.

Respirez profondément en relevant la poitrine pour étirer tout le ventre. La pression de l'abdomen dans le sol a pour effet d'apaiser les tensions en cas de crise et de stimuler la digestion.

Si vous êtes confortable, vous pouvez étendre les bras et redresser les épaules pour favoriser l'étirement du ventre et de tout le système digestif.

Variante : *bhujangasana*, petit cobra.

Sur le ventre, bras repliés le long du buste, mains au niveau des épaules ou de la poitrine, relevez le buste comme le ferait un cobra.

Variante : *yin*, plus douce.

Sur le ventre toujours, placez un gros oreiller rectangulaire ou un polochon sous votre bassin pour soulager le bas du dos et du ventre. Cette posture douce va décontracter les tensions musculaires dans le bas du ventre et apporter un peu d'espace au niveau des intestins (cette posture est très efficace en cas de règles douloureuses).

Autre variante : sur le ventre toujours, pliez votre genou droit pour le ramener contre vous, sous votre coude. Très relaxante, cette posture favorise l'endormissement, soulage les tensions abdominales et du bas du ventre, calme le système nerveux central. Gardez cinq ou dix respirations, puis allongez la jambe droite à côté de la gauche et faites la même chose à gauche pendant le même temps.

Sortez de la posture en étirant les bras devant vous pour venir vous asseoir, les fesses sur les talons en *balasana* (vous pouvez commencer la séquence aussi par cette posture très calmante et digestive si vous la préférez à *savasanah*).

Balasana, posture de l'enfant

Agenouillez-vous, genoux plus ou moins écartés selon votre envie, plié(e) vers l'avant, le ventre sur les cuisses, le front au sol (si vos fesses ne touchent pas vos talons, placez un oreiller dessous si besoin).

Relâchez les fesses sur les talons, les tibias dans le sol, le ventre sur les cuisses, le dos, la nuque et tous les traits du visage.

Les petits enfants s'endorment dans cette position, d'où son nom. Elle a de profonds effets calmants et permet de mieux digérer. La compression du ventre sur les cuisses est voulue et vous sera bénéfique, mais vous pouvez aussi écarter les genoux et laisser le ventre se détendre dans cet espace.

Respirez tranquillement cinq ou dix respirations.

Malasana, posture accroupie

Cette dernière pose, optionnelle, constitue une excellente transition entre la relaxation et la reprise de vos activités quotidiennes.

Redressez le buste et installez-vous accroupi(e), jambes écartées, pieds ouverts vers l'extérieur, dans un mini-squat. Si vos talons ne touchent pas le sol, prenez un écart plus grand ou roulez une serviette sous vos talons.

Respirez lentement et profondément dans cette pose favorable à l'élimination physique et mentale de ce qui ne vous sert plus, ce qui s'est transformé dans votre pratique.

Les mains jointes en prière devant le cœur ou simplement le regard vers le cœur, remerciez-vous d'avoir pratiqué et de vous être accordé cet instant pour vous. C'est le moment de vous reconnecter à votre intention du jour et d'apprécier l'état dans lequel vous êtes actuellement.

Fin de la pratique.

Observez ce qui a changé ou pas, les aspects positifs et plus nuancés que vous pouvez voir comme matière à transformation, changement, progrès. Dites-vous bien que tout est amené à changer dans la vie, que seul le changement est stable, que demain est toujours un autre jour et que ce que vous vivez actuellement, aussi durs puissent être certains moments ou aspects de la maladie, changera aussi et que le yoga peut considérablement vous aider dans cette direction.

Restez positif, ne vous découragez pas, faites du mieux que vous pouvez dans la régularité. Ne vous jugez pas si vous décrochez à un moment ou un autre, revenez à votre pratique, tranquillement. N'oubliez jamais que vous avez le pouvoir, par des gestes simples, de changer votre état d'esprit et le vécu de votre maladie. Le yoga vous aidera assurément dans ce sens, faites-lui confiance, faites-vous confiance.

Take care,

Namaste,

Alexandra Sajko[1], professeure certifiée en yoga.

1. Suivez Alexandra Sajko Yoga sur Facebook ou sur Instagram : @dreamupyoga et découvrez ses cours Chez Simone toutes les semaines.

Tout commence

Rien n'est plus difficile que de se lancer dans quelque chose. Rien n'est moins rassurant que de changer de route, d'emprunter un autre chemin que celui que vous aviez prévu de prendre. Passée cette première appréhension, force est de constater qu'en définitive ce sont les choix les plus durs qui vous amènent là où vous aviez toujours voulu être.

Cette histoire, cette victoire qui est la mienne, c'est aussi la vôtre. J'ai essayé de partager le plus sincèrement possible et avec pudeur mon parcours dans les méandres de la maladie.

J'ai traversé une multitude d'émotions, à commencer par la peur et l'angoisse, puis la détermination et l'espoir, en passant par les doutes et l'envie d'abandonner. J'ai fini par la meilleure d'entre elles, en février dernier, la liberté.

Le dernier conseil que je puisse vous donner est de ne jamais renoncer. Vous n'avez pas idée de la force qui est en vous, de ce que vous êtes capables d'accomplir.

J'ai écrit ce livre pour vous garantir que si j'ai réussi à changer d'alimentation, vous le pouvez aussi. Je suis partie de rien et j'ai rebâti ma santé toute seule, pour aujourd'hui et pour demain. J'espère que vous terminerez ce livre apaisés, confiants et motivés pour la suite. Je n'ai pas envie de vous souhaiter « bon courage » mais plutôt de vous dire : « Tout commence. » Soyez-en sûrs.

À très bientôt.

Bibliographie

DIAZ, Cameron, *Le Body Book*, Marabout, Paris, 2016.

DIAZ, Cameron, *Le Livre de la longévité*, Marabout, Paris, 2017.

ENDERS, Giulia, *Le Charme discret de l'intestin*, Actes Sud, Paris, 2015.

FERREUX-MAEGHT, Angèle, *Délicieusement green*, Marabout, Paris, 2015.

GERKENS, Danièle, *Zéro sucre. Mon année sans sucre*, Les Arènes, Paris, 2015.

GREEN, Fern, *Tisanes et tonifiants naturels*, Marabout, Paris, 2016.

JOYEUX, Henri, *Changez d'alimentation*, Pocket, Paris, 2016.

LEFFLER, Rebecca, *Green, glam & happy*, Marabout, Paris, 2016.

LEROUX, Pierrick, *La Cuisine aux algues*, éditions Gisserot, Paris, 2014.

NEYRAT, Paule, *Manger heureux, vivre longtemps et mourir en bonne santé*, Éditions Alain Ducasse, Paris, 2017.

SEIGNALET, Jean, *L'Alimentation ou la troisième médecine*, Éditions du Rocher, Paris, 2012.

Documentaires

What the Health, de Kip Andersen, production Kip Andersen et Keegan Kuhn, distribution AUM Films & Media, 2017.

Le Ventre, notre deuxième cerveau, de Cécile Denjean, coproduction Arte France et INSERM, 2013.

Je voudrais remercier

Pierre Mozziconnaci, sans qui rien ne serait possible aujourd'hui. Mon ange gardien, en quelque sorte.

Guillaume Robert et Olivia Karam, d'avoir cru en moi ; c'est une immense fierté d'avoir travaillé à leurs côtés durant les cinq derniers mois.

Mes parents et ma grande sœur Tessa, de m'avoir fait confiance et de s'être adaptés sans attendre. À nous quatre.

Françoise Boucher, mon professeure de danse, à qui je dois en grande partie ma guérison. « Tout part du ventre, Jeanne, si le ventre n'est pas tenu, tu ne pourras rien faire de tes jambes. » Je m'en souviendrai.

Les filles de la com de Canal+ à qui je dois énormément : Mélody, Roselyne, Nancy, Sylviane et Michelle. Merci les filles.

Valérie Benaroch, mon premier vrai « patron », grâce à qui j'ai compris que l'univers de la santé et du bien-être serait le mien. Une femme extraordinaire.

Mon amie et binôme de travail Jeanne Kocian qui croit en moi depuis le début.

Mon amie Pauline Barthélemy pour son affection et son soutien sans faille.

Alexis Vaillant, fondateur d'AlterFood, une société de distribution de boissons et de snacking spécialisée dans les produits bien-être bénéfiques pour la santé, que j'ai rencontré il y a quelques années déjà. Il fait partie de ces hommes et de ces femmes qui s'engagent pour nous proposer des produits naturels et responsables.

Alexandra Sajko, professeure de yoga, pour les précieux conseils qu'elle a eu la gentillesse d'écrire dans ces pages sur la pratique de cette discipline.

Lior Reihanian, coach sportif, un peu pour tout. Il comprendra.

Tous mes copains de lycée.

Table

NOURRIR ET SOIGNER SON CORPS POUR ENFIN ALLER MIEUX

Imprimé en France par CPI
en octobre 2017

Cet ouvrage a été mis en pages par

<pixellence>

Dépôt légal : septembre 2017
N° d'édition : L.01ELKN000685.A002
N° d'impression : 143958